Tabla de contenido

CAPITULO 1. – INTRODUCCIÓN: 4
  1.1 Generalidades: 4
  1.2 Antecedentes históricos: 4
    1.2.1   Guerra de Corea: entra en juego el Helicóptero definitivamente. 5
    1.2.2 Primeros avances. 6
    1.2.3 Organización y Control. 7
    1.2.4 La aeronave. 8
    1111
  1.3 Personal sanitario: 12
  1.4 Cuando recurrir al Helicóptero para una Aeroevacuación: 13

CAPITULO 2.- CONCEPTOS: 19

CAPITULO 3.- EL MEDIO: 22
  3.1 División vertical de la atmósfera en capas: 22
  3.2 Composición de la atmósfera: 23
  3.3 Variación de la presión con la altura: 24
  3.4 Variación de la temperatura con la altura: 25
  3.5 Influencia del medio en la respiración: 26
  3.6 Tiempo útil de conciencia: 29

CAPITULO 4. - FISIOLOGÍA: 30
  4.1 Hipoxia: 30
    4.1.1 Concepto. 30
    4.1.2 Principios básicos de fisiología respiratoria. 30
    4.1.3 Tipos de hipoxia. 31
    4.1.4 Causas de hipoxia en el aviador. 32
  4.2 Disbarismos: 40
    4.2.1 Enfermedad descompresiva 41
    4.2.2 Barotraumatismos. 48
  4.3 Fatiga de vuelo: 50
    4.3.1 Definición 50
    4.3.2 Etiopatogenia. 51
    4.3.3 Clasificación. 52
    4.3.4 Sintomatología. 52
    4.3.5 Tratamiento. 53
  4.4 Aceleraciones: 54
    4.4.1 Las altas aceleraciones sobre el hombre 54

    4.4.2 Efectos de las aceleraciones 56
  4.5 Cinetosis: **59**
    4.5.1 Etiología 59
    4.5.3 Síntomas y signos. 60
    4.5.4 Profilaxis y tratamiento. 60
  4.6 Efectos del ruido: pérdida de audición: **61**
  4.7 Efectos de las vibraciones: **63**
  4.8 Aspectos médicos de la navegación aérea y los viajes al extranjero: **64**
    4.8.1 Navegación aérea. 64
    4.8.2 Efectos fisiológicos: 65
    4.8.3 Viajes al extranjero 69

CAPITULO 5.- MATERIAL: **71**
  5.1 Material propio aeronáutico: **71**
    5.1.1 Equipo personal y uniformidad de vuelo: 71
    5.1.2 Equipo de supervivencia en tierra, mar y específico para otras actuaciones: 72
  5.2 Material sanitario en las aeroevacuaciones; descripción y uso: **80**
    5.2.1 Condiciones que debe reunir cualquier material empleado en una aeroevacuación: 80

CAPITULO 6.- TIPOS DE TRANSPORTE AEREO: **93**
  6.1 Transporte aéreo primario: **93**
  6.2 Transporte aéreo secundario: **95**
  6.3 Medios de transporte aereo: **96**

CAPITULO 7. - Transporte Sanitario: **104**
  7.1 Indicaciones y limitaciones del transporte aéreo: **104**
  7.2 Acciones sobre el paciente: **108**
  7.3 Preparación del viaje: **116**
    7.3.1 Transporte Primario: 116
    7.3.2 Transporte Secundario: 119
  7.4 Paciente Pediátrico. **120**
    7.4.1 Preparación del paciente 120
    7.4.2 Procedimiento: 120

CAPITULO 8.- PROTOCOLO DE ACTUACIÓN EN COMBATE. **127**

CAPÍTULO 9.- NORMAS DE SEGURIDAD EN EL TRANSPORTE EN HELICÓPTERO: **129**
  9.1 Normas para la zona de asentamiento del helicóptero: **129**
  9.2 Normas en tierra cerca de un helicóptero: **130**
  9.3 Normas en la aproximación a un helicóptero: **131**

9.4 Normas de seguridad a bordo: 132

CAPITULO 10.- FASES DEL TRANSPORTE AÉREO: 133
10.1 Fase de activación: 133
10.2 Fase de estabilización: 134
10.3 Fase de traslado: 136
10.4 Fase de transferencia: 137
10.5 Fase de reactivación: 137

CAPITULO 11. – PLAN DE INSTRUCCIÓN PARA TRIPULANTES ENFERMEROS. 138
11.1 Generalidades: 138
11.2 Plan de Instrucción Teórica en Tierra.- 138
11.3 Plan de Instrucción Práctica en Vuelo.- 139
11.4 Instrucción en el uso de gafas de visión nocturna. (GVN) 140

CAPITULO 12. - BIBLIOGRAFÍA: 141

CAPITULO 1. – INTRODUCCIÓN:

1.1 *Generalidades:*

En las últimas décadas la asistencia sanitaria en emergencias ha evolucionado buscando la actuación "in situ" con el fin de conseguir una asistencia inmediata, puntual y cualificada de pacientes en situación crítica.

Para ello;
- Se ha incrementado la dotación de ambulancias terrestres con:
    - Personal más cualificado.
    - Material más sofisticado.
- Ha irrumpido con fuerza el uso del helicóptero para transporte de pacientes. La evacuación de personal herido usando medios aéreos, tanto de ala fija como rotatoria, ha revolucionado el transporte rápido de bajas desde lugares donde el apoyo sanitario es inexistente o no adecuado, a lugares donde se les puede dar un tratamiento de urgencia o definitivo.

1.2 *Antecedentes históricos:*

En los EE.UU., el Capitán George Gosman, del Ejército Americano, construyó un avión ambulancia en 1910. Las primeras evacuaciones aéreas a gran escala fueron llevadas a cabo por los alemanes durante la Guerra Civil española (1936-1939). Los enfermos y heridos de la Legión Cóndor fueron transportados desde España a Alemania en los JU-52.

Cada aeroplano llevaba 10 bajas acostadas y entre 2 a 8 sentadas. Las vías de evacuación sobrevolaban el Mediterráneo hasta el norte de Italia, cruzando los Alpes hasta Alemania. La distancia recorrida rondaba entre las 1350 y las 1800 millas, unas 10 horas. Debían usar el oxígeno durante el paso por la cadena montañosa alpina y al no disponer de sistemas de calefacción debían soportar las temperaturas extremas de esa altitud.

Durante la II Guerra Mundial, la mayoría de las naciones implicadas desarrollaron sistemas de evacuación aeromédica y realizaron evacuaciones intra e ínter teatros mediante aviones de transporte. Al final de las hostilidades, por ejemplo, el Army Air

Corps transportó 1,25 millones de pacientes.

1.2.1 Guerra de Corea: entra en juego el Helicóptero definitivamente.

La guerra de Corea (1950-1953) vio nacer el uso de los helicópteros para estas misiones. La evacuación médica con helicópteros se da hoy por sentado en el seno de las Fuerzas Armadas. Sin embargo, el primer uso de helicópteros para este fin, como inicialmente sucedió en la guerra de Corea, no se hizo intencionadamente sino como resultado de la necesidad de evacuar rápidamente a los heridos de un terreno difícil y de la primera línea de combate.

El objetivo de este manual es aumentar el conocimiento sobre los orígenes del empleo de helicópteros en la evacuación médica, tomando como ejemplo la guerra de Corea, donde prácticamente se inició todo el proceso.

Al describir los numerosos desafíos y experiencias surgidas en la aplicación de la utilización de helicópteros para la evacuación, se apreciará cómo una tecnología desarrollada para otro uso contribuyó en el éxito de la evacuación de casi 22.000 pacientes al tiempo que contribuyó a la creación de una tasa de mortalidad de los heridos de 2,41 / 6 .

En Corea, la utilización de helicópteros como ambulancias fue necesaria como resultado de varios factores tácticos como eran la orografía y el mal estado de las carreteras. Los caminos que existían eran inseguros, estrechos, mal acondicionados y llenos de dificultades. Este lento viaje de transporte de enfermos por carretera se duplicaba en el tiempo, lo que dio pie al edicto, "Un hombre muere en un período de tiempo, no en una distancia en millas".

Estos obstáculos exigieron una mejora de los medios de traslado de los pacientes a los hospitales. El vehículo perfecto para ello fue el helicóptero, porque no sería impedido por cualquier problema del terreno. Sin embargo, los helicópteros en la década de 1950 no están equipados para esta misión, y no había ninguna doctrina para prescribir su uso, por lo que había que superar cada uno de estos desafíos para diseñar un sistema flexible y coherente de evacuación de personas y equipos. Esta etapa se estableció y el helicóptero entró en la escena de evacuación, entregando a los pacientes a los cirujanos para su atención inmediata y salvar sus vidas.

Aunque la guerra de Corea llevó a muchos avances en la medicina militar, el Servicio de Sanidad no había visto ese revolucionario avance en el campo de evacuación médica desde Jonathan Letterman, que creó un sistema de evacuación para despejar el campo de batalla durante la Guerra Civil. Esta es la historia de evacuación médica que cambió para siempre la atención el campo de batalla.

1.2.2 Primeros avances.

Diez años después de la Primera Guerra Mundial, se presentó la primera aeronave de ala giratoria en los Estados Unidos desde Francia; el avión fue llamado "autogiro", que utiliza un motor de hélices para el movimiento hacia adelante y otra hélice para el movimiento de elevación vertical. Luego, *"en 1936 el campo de la medicina en la Escuela del Servicio del Cuartel Carlisle, Pennsylvania, puso a prueba la capacidad de evacuación médica del autogiro. Aunque los resultados fueron prometedores, los problemas presupuestarios impidieron la financiación de un helicóptero de evacuación médica unidad"*.

Durante la Segunda Guerra Mundial, la evacuación médica sigue siendo realizada por aeronaves de ala fija, sin embargo, la guerra estimuló aún más la investigación sobre aeronave de ala giratoria. *"El 20 de abril de 1942, Igor Sikorsky realizó una exitosa demostración de vuelo de su helicóptero. En marzo de 1943 el Ejército había encargado treinta y cuatro helicópteros Sikorsky".* Estos aparatos pueden ser rápidamente convertidos al uso de ambulancia aérea adjuntando camillas a los lados de la aeronave.

El 23 de abril de 1944, el Teniente Harmon Carter, uno de los primeros pilotos de las Fuerzas Aérea entrenados por la empresa Sikorsky Aircraft, voló una de sus unidades de la nueva Sikorskys para recoger unas bajas varadas a 25 Km. al oeste de Mawlu, Birmania. Cuando regresó de ese vuelo, fue registrado como la primera misión de evacuación médica en helicóptero de EE.UU. Aunque este evento fue importante, la mayoría de las evacuaciones de las líneas del frente en la Segunda Guerra Mundial fueron realizadas por ambulancias convencionales de carretera.

Entre la Segunda Guerra Mundial y la Guerra de Corea, sólo ocasionalmente se hizo uso de helicópteros para evacuaciones médicas debido a la falta de estímulo en la lucha activa. En esencia, la evacuación por aire se limita a la proporcionada por la Fuerza Aérea ubicada cerca o adyacente a las concentraciones de tropas del Ejército.

1.2.3 Organización y Control.

Poco después del estallido de las hostilidades en Corea el 25 de junio de 1950, el 3er. Escuadrón de Rescate aéreo (helicópteros), cuya misión era rescate de accidentes aéreos, comenzó a recibir las solicitudes de unidades del ejército para evacuar a los pacientes. Esta necesidad de helicóptero de evacuación fue en respuesta a las dificultades de los vehículos de tierra y a la falta de introducción del helicóptero del Ejército en el teatro coreano.

Tomando nota de este aumento de la demanda para el uso de helicópteros para evacuación médica, el coronel Chauncy E. Dovell, cirujano del VIII Ejército, organizó el 3 de agosto de 1950 un llamamiento para el incremento, ante representantes del Ejército. del 3º Escuadrón de Rescate aéreo ya existente. En septiembre de 1950, la necesidad de helicópteros se expresó oficialmente por el Octavo Ejército, que pidió 50 helicópteros para ayudar a la evacuación. Estados Unidos respondió mediante la activación de cuatro destacamentos de helicópteros. En cada uno de los destacamentos había cuatro pilotos, un piloto en cada uno de los cuatro helicópteros Bell H13B asignado a cada unidad. Posteriormente, el modelo Bell H13B sería sustituido por el modelo H13D.

El 2º Destacamento de helicópteros realizó su primera misión de evacuación el 2 de enero de 1951. En dos helicópteros volaban el Teniente Willis Strawn y primer teniente Joseph Bowler desde la Ciudad de Ascom a Wonju para recoger a dos pacientes y volver al MASH; la distancia total de vuelo fue de aproximadamente 120 millas, y la misión fue considerada un éxito.

La misión de los destacamentos de helicópteros es *"ofrecer los medios inmediatos para la evacuación de heridos críticos seleccionados o enfermos que necesitan cirugía inmediata o atención médica no facilitada por los servicios médicos de vanguardia"*.

El 14 de mayo de 1951 se dio nueva denominación a los cuatro destacamentos, por Orden General 285, de fecha 7 de mayo de 1951. "El 1º de Helicópteros sería el 8190, el 2º el 8191, el 3º la unidad del Ejército 8192, y el 4º la Unidad 8193".

El último cambio de denominación se produjo en diciembre de 1952, después de los esfuerzos realizados por el General de División George E. Armstrong, Cirujano General del Ejército, a fin de establecer un cuadro de Organización y Equipo para las unidades de helicópteros de evacuación. Sus esfuerzos crearon el TOE5-500, "Destacamento Médico (Helicópteros Ambulancia)", y por primera vez estas unidades se convirtieron en helicópteros bajo mando médico. Las nuevas designaciones fueron las siguientes: el 8190 se convirtió en el 37º, el 8191 se convirtió en el 49º, el 8192 se convirtió en el 50º, y el 8193 en el 52º. Posteriormente se crearon el 54º y 56º SQN pasando de cuatro a seis.

1.2.4 La aeronave.

El primer helicóptero utilizado en Corea para evacuación médica fue el Bell H13D y la posterior mejora de los modelos E. Aunque este avión fue ampliamente utilizado, la principal razón era porque era el único helicóptero asignado para el Servicio Médico para fines de evacuación.

A pesar de los comentarios positivos, el helicóptero Bell H13, que fue originalmente concebido como un pequeño avión de observación y no para la evacuación, tenía sus deficiencias. La primera de ellas fue que el paciente era transportado en el exterior del helicóptero y el helicóptero carecía de instrumento giroscópico, luces y los indicadores de altitud. Posteriormente, las operaciones nocturnas se hicieron viables y 116 pilotos completaron misiones por la noche volando con una linterna que tuvieron que sostener entre sus rodillas para iluminar la instrumentos de vuelo y con la dificultad añadida del parpadeo y cegamiento producidos por el haz de la linterna.

Otros problemas con el helicóptero eran los tanques de combustible y cajas de engranajes situados de tal manera que podían ser afectados por el fuego enemigo. Además, el helicóptero era propulsado por un motor de pistón Franklin 0-335-3 de 200hp, insuficiente para la carga de un piloto y dos pacientes pero que se compensaba con la altitud en la que se operaba. Debido a que el H13 Bell fue diseñado para ser una aeronave de observación y no para alojar a los pacientes en el interior del fuselaje, el primer H13s tuvo que ser adaptado para transportar pacientes en el exterior y en los patines del helicóptero. Este esfuerzo inicial fracasó porque en la plataforma las camillas no cabían, por lo que una vez más se tuvo que improvisar. Esta vez se montaron en los patines del helicóptero camillas Stokes de un buque hospital de la Armada. Esta prueba funcionó, sin embargo, el concepto estaba lejos de ser perfecto. Cuando el helicóptero llega al lugar de recogida del paciente, los pacientes deben ser transferidos de una camilla estándar del ejército a una camilla Stokes. La camilla Stokes es muy rígida, y los pacientes con yesos, férulas, vendajes no pueden ser transferidos a esta camilla con facilidad. Ello se tradujo en la clasificación de pacientes que podrían evacuarse por helicóptero de los que serían evacuados por tierra. Por último, el problema de la camilla se resolvió en julio de 1951, cuando Bell fabricó una nueva plataforma para el montaje de camillas estandarizadas del ejército, eliminando la necesidad de trasladar a un paciente a una camilla Stokes.

Debido a la topografía accidentada en Corea era difícil evacuar a los pacientes para su atención médica por medios que no fueran por helicóptero. Por lo tanto, una de las ventajas del helicóptero en Corea era la capacidad para cubrir una distancia en un corto período de tiempo y que ofrecía una mayor oportunidad de supervivencia para el paciente. El valor de la velocidad en la evacuación era evidente, pero esta ventaja se complementa con la comodidad del paciente durante el vuelo. El soldado Fred Wolf, quien resultó herido en ambos brazos, ambas piernas, y en el vientre, dijo que después de *"cuatro horas de agonía en una cresta con un impermeable y hojarasca, fue llevado luego en un jeep con baches hasta su propio batallón para recibir la primera ayuda"*, donde sus heridas fueron revisadas y posteriormente evacuado en helicóptero,*" el despegue fue tan suave que no supe cuando salió del terreno, y el viaje fue tan cómodo que fui dormitando fuera, y ni siquiera oí el anuncio de llegada al hospital quirúrgico"*. Este cómodo "paseo" ayudó en la prevención y minimización de shock, y el paciente llegó en mejores condiciones para los cirujanos.

El helicóptero ofrecía un beneficio para Sanidad, dándole la capacidad de economizar los recursos de personal especializado y el equipo designado en las instalaciones de tratamiento, lo que permitía la especialización en beneficio del paciente. Además, los hospitales fueron capaces de permanecer en zonas relativamente seguras más a retaguardia, mientras que los helicópteros evacuan a los pacientes a los mismos.

Una ventaja significativa fue el aumento de la moral en los soldados. Sabían que si ellos resultaban heridos estos helicópteros volarían hacia ellos y los llevarían a la mejor atención quirúrgica en un hospital del Ejército.

Entre el 1 de enero de 1951 y el cese de las hostilidades activas el 27 de julio de 1953 los destacamentos de helicópteros bajo el control del Servicio Médico del Ejército evacuaron a un total de 17.690 pacientes. Este uso de helicópteros para el transporte de soldados heridos contribuyó a la consecución hasta la fecha de la tasa más baja de mortalidad de los heridos (2,4%) llevados a las instalaciones médicas desde los principales de la guerra.

Otro éxito para las unidades de helicópteros de evacuación fue la misión secundaria de reabastecimiento de las estaciones de ayuda del batallón. Cada vez que un soldado era evacuado a un hospital, el helicóptero llevaría suministros críticos. Estos suministros incluyen sangre total, plasma (el helicóptero es el método preferido para el transporte de sangre y de plasma debido a que las ambulancias terrestres agitarían y estropearían estos productos), y medicamentos con fecha de caducidad o requerimientos inusuales de almacenamiento; además, la sustitución de equipos también se haría por helicóptero.

1.2.5 Conclusión.

Al final de la guerra de Corea el papel de los helicópteros de evacuación médica estuvo bien establecido y justificado. Los helicópteros superaron muchos obstáculos, como por ejemplo estar a veces inoperativos para la misión, el engorroso proceso de solicitud y activación, y una torpe estructura de mando y control. Estas unidades pusieron de manifiesto la importancia y el significado del esfuerzo del equipo en recoger un paciente en el campo de batalla y reducir al mínimo la demora entre el momento de ser herido y el tiempo de tratamiento en hospital quirúrgico de campaña.

El éxito de la estadística merece un gran respeto cuando se considera dentro de los límites de la capacidad de helicóptero H13; al final del conflicto casi 18.000 pacientes habían sido evacuados, lo que contribuye a una histórica baja tasa de mortalidad en el historial médico militar. La doctrina y técnicas pioneras por la utilización de helicópteros de evacuación médica en Corea se utilizaron de nuevo en la guerra de Vietnam con el mismo grado de éxito.

En conclusión, muchos hombres heridos deben su vida a los pilotos y sus máquinas, así como al personal sanitario, que realizan operaciones para salvar vidas. La intención de este resumen es resaltar el gran impacto que el helicóptero creó en el campo de batalla y en los métodos de evacuación de emergencia. **1**.

La guerra de Vietnam (1965-1973) explotó sobradamente las características del helicóptero para las evacuaciones, siendo un factor decisivo en la disminución de la mortalidad de las bajas producidas en este conflicto. En la II Guerra Mundial el 4% de las bajas que alcanzaban el escalón sanitario de tratamiento morían. Durante el conflicto de Corea se redujo al 2% y en Vietnam al 1%.

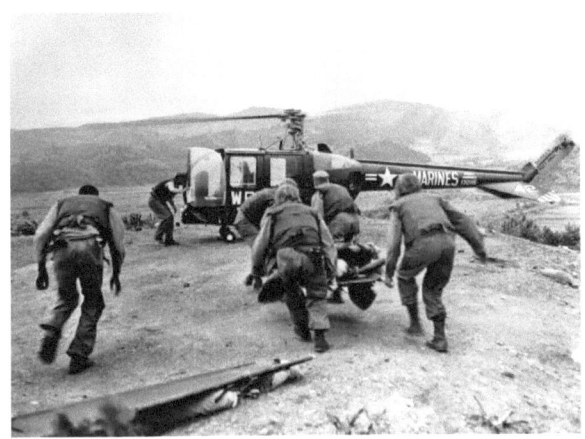

Korean war. sobchak.wordpress.com

Hasta el conflicto del golfo Pérsico, la doctrina aeromédica de la USAF sólo permitía la aeroevacuación a heridos o enfermos considerados estables.

Pero dos hechos cambiaron los planteamientos de apoyo sanitario aéreo: el ataque del 23 de octubre de 1983 al Cuartel General de los Marines en Beirut, que produjo 234 muertos y 112 heridos. Se necesitó trasladar a 88 heridos graves (19 inestables) en las primeras 12 horas, muriendo 9 heridos, uno de ellos en vuelo. La operación "Just Cause" en Panamá en 1989 supuso otro desastre para el Medevac System de la USAF, enfrentándose a bajas masivas (192 en las primeras 24 horas), muchas de ellas inestables. Las causas pudieron ser la insuficiente medicalización a bordo y la escasa preparación del personal para estas emergencias. A partir de estas dos experiencias, la campaña del Golfo Pérsico supuso una nueva concepción de las aeroevacuaciones, la medicalización eficiente de los aparatos con equipos de reanimación, monitorización cardiorrespiratoria, marcapasos externos, etc., además del entrenamiento riguroso de todo el personal relacionado con estas actividades.

El uso apropiado y seguro del transporte aéreo requiere unos conocimientos básicos de los aspectos médicos del vuelo y de las capacidades y restricciones del medio.

El propósito de este manual es revisar estos datos y proveer al enfermero/a de los conocimientos necesarios para desenvolverse en este medio.

1.3 *Personal sanitario:*

Existen aeroevacuaciones en las que el personal sanitario tiene que atender a los pacientes durante el vuelo si previamente no ha podido hacerse por motivos varios justificados o directamente porque el entorno es tan hostil que claramente lo imposibilita, como es el caso actual de las operaciones que se realizan en misiones en el exterior, como la de ISAF en Afganistán.

La gran mayoría de los equipos de transporte en helicóptero incluyen únicamente un enfermero diplomado, (dentro de nuestras FFAA dicho enfermero recibe un curso de Enfermería de Vuelo en el Centro de Instrucción en Medicina Aeroespacial (CIMA) que le prepara para las peculiaridades de este tipo de evacuaciones sanitarias). Existe gran controversia sobre si la presencia del médico durante la Aeroevacuación mejora la evolución del paciente. Por ejemplo, la intervención del médico en la Aeroevacuación no ha demostrado que disminuya la mortalidad después de una parada cardiaca post-traumática.

En todo caso, las necesidades de los pacientes difieren y debe seleccionarse una tripulación de vuelo apropiada a las necesidades particulares del paciente que va a transportarse.

Según el "Operational Medicine 2001" of United States Naval Flight Surgeon Handbook 2nd Edition 1998.

La tripulación sanitaria a bordo será:
- 2 Enfermeros de vuelo.
- 3 Técnicos en aeroevacuaciones médicas. (Puede ser incrementado según se requiera.)

No hay oficiales médicos a bordo. La tripulación sanitaria cumplimentará las órdenes y diagnósticos del oficial médico de origen.

1.4 *Cuando recurrir al Helicóptero para una Aeroevacuación:*

La vida de un herido o de un enfermo frecuentemente depende del tiempo que transcurre hasta que se establecen los cuidados definitivos, que en algunos casos sólo pueden ser aplicados en centros especializados, y la rapidez del transporte en las mejores condiciones. El transporte por aire se constituye en estas circunstancias como el medio más rápido, confortable y seguro para el paciente.

Las ventajas de la evacuación aeronáutica comparada con otros medios de transporte deben de ser medidas en términos de vidas, tiempo y recursos empleados.

Debe prestarse el adecuado Soporte Vital Avanzado y establecerse las adecuadas medidas de reanimación-estabilización para que el enfermo llegue al lugar del destino en una situación clínicamente estable.

El tiempo empleado en el traslado dependerá del tipo de aeronave utilizada, que variará según los medios disponibles, la orografía y las características especiales del lugar del accidente o del accidentado, cambiando según las medidas de reanimación-estabilización que precise.

Los recursos son los medios esenciales o complementarios que directa o indirectamente contribuyen en la aeroevacuación.

La coordinación y control de la aeroevacuación es el elemento primordial a la hora de establecer el área de responsabilidad, preparación del campo más cercano, control del tráfico aéreo y comunicaciones con el centro hospitalario.

No cabe duda que la aeroevacuación es un eslabón en la cadena sanitaria que permite mejorar el pronóstico vital a corto plazo y el funcional a largo plazo. Es un acto médico en el que entran en juego personal y material especializado que necesita una organización estructurada en el seno de la cual el acto médico tiene indicaciones y contraindicaciones a veces distintas a la praxis convencional.

Dentro de las aeroevacuaciones vamos a encontrar dos tipos de transporte:

a) <u>Transporte Primario (en términos militares se conoce como CASEVAC o Casualty Evacuation)</u>: el paciente es recogido en el lugar del accidente o centro sanitario y se traslada al hospital asignado por el centro coordinador o autoridad competente. En términos militares el herido se recogería en el nido de heridos y se trasladaría a la formación sanitaria a vanguardia.

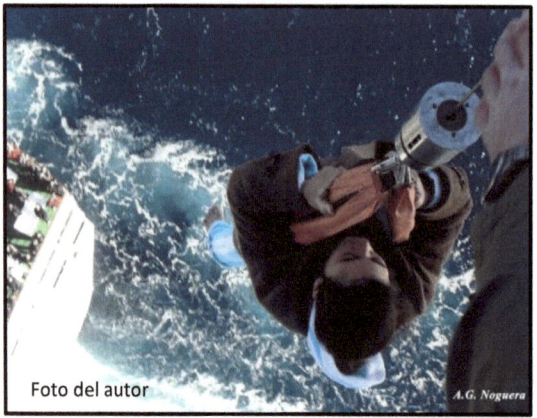
Foto del autor — A.G. Noguera

El uso del helicóptero para realizar un Transporte Primario está especialmente indicado en aquellos casos en los que se necesite de una Asistencia Sanitaria de Emergencia, consiguiéndolo mediante las ventajas que aporta el uso de este medio:

- Mantiene una velocidad por encima de las 150 mph.
- Cubre un amplio radio de acción.
- Gran accesibilidad (imposible para otros medios).
- Personal formado y con tecnología innovadora.

b) <u>Transporte Secundario (en términos militares se conoce como MEDEVAC o Medical Evacuation)</u>: el paciente es trasladado desde los Hospitales de Nivel I o II a los hospitales de referencia. En términos militares el herido es trasladado entre unidades médicas hacia retaguardia

El Comité de Traumatismos y Soporte Vital de Politraumatizados del American College of Súrgeons ha promulgado una serie de recomendaciones para determinar la necesidad de transporte interhospitalario de los pacientes críticos a los centros de traumatología específicos.

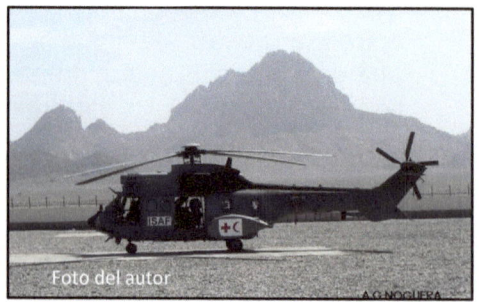
Foto del autor — A.G. Noguera

Estas incluyen:
- Lesión neurológica con Glasgow menor de 10
- Heridas penetrantes o fracturas de cráneo depresivas, o pacientes con signos neurológicos de lateralización
- Sospecha de lesiones cardíacas o vasculares intratorácicas o gran traumatismo de pared torácica
- Los pacientes de edades extremas (menores de 5 o mayores de 55 años de edad) o aquellos con alteraciones fisiológicas pre-existentes conocidas (por ej. Enfermedad cardiorrespiratoria) pueden ser tenidos en cuenta para que reciban atención en centros especializados
- En la siguiente tabla nos encontramos una guía para aeroevacuaciones que intenta cubrir el espectro de los pacientes quirúrgicos no-traumáticos u otras condiciones médicas. Aunque el análisis final y la decisión de trasladar a un paciente crítico se basa en la valoración de los beneficios a obtener con el transporte y los riesgos asociados.

GUIA MEDICA PARA EL TRASLADO DE PACIENTES POR VIA AEREA

CONDICIONES MEDICAS	CONTRAINDICACIONES	OBSERVACIONES	PROCEDE TRASLADO AEREO

Desórdenes Cardiovasculares	- Infarto del miocardio dentro de los 14 días.
	- Insuficiencia cardiaca descompensada.
	- Cirugía de corazón dentro de los 4 semanas.
	- Angioplastía :
	  - con dilatadores: dentro de los 14 días.
	  - sin dilatadores: dentro de los 3 días.
	- HTA asociado a stroke reciente.
		Las complicaciones o condiciones severas o 1 inestables pueden hacer necesario un período más prolongado (6-8 semanas).
		
		Se requiere el reporte del cirujano cardiotorácico.
			Casos estables y no complicados después de los 14 días, acompañado por médico con equipo de resucitación.

Desórdenes circulatorios	- Tromboflebitis activa de miembros inferiores. - Anormalidades de la coagulación. - Terapia de anti coagulación recientemente iniciada.	Se requiere evaluación / opinión de hematólogo.	Si el paciente se encuentra estable y tiene un tiempo de protrombina adecuado o medida equivalente.
Desórdenes sanguíneos	- Hemoglobina menor de 7.5 g/dl. - Enfermedad de Sickle cell (S/S S/C, S/ beta-thalasemia) con una crisis de enfermedad dentro de los 10 – 14 días. - Paciente con crisis frecuentes de sickle cell (> 6 episodios / año). - Pacientes con hemoglobinopatías.	Determinar si es agudo o crónico. - Se requiere una evaluación por el especialista. - El paciente debe recibir claras instrucciones (escritas) para las precauciones (hidratación, evitar inmovilización prolongada) durante el vuelo. y recibir instrucciones en el uso de oxigeno.	En los caso crónico y paciente estable (ejm. Enfermedad renal). Si el epecialista ha dado la autorización, el paciente se encuentra estable, en buenas condiciones generales, Hb > 7.5 g/dl. En cabinas presurizadas. Considerar provisión de oxígeno suplementario.
Desórdenes respiratorios	- Enfermedad pulmonar obstructiva crónica con PaO_2 < 70 mmHg. - Cirugía de tórax dentro de las 3 semanas. - Pneumonía. - Si requiere oxigeno continuo > 3 lts/min, está obviamente disneico en reposo, no puede caminar 50 mts. o subir 10 escalones sin presentar disnea o angina . - Pacientes con PaO_2 < 50 mmHg o CV < 50 % del valor predecible, deberá ser trasladado por VIA TERRESTRE. - Paciente con pneumotórax	Evaluar el beneficio riesgo del traslado aéreo. Determinar los requerimientos de Oxígeno y el tratamiento que se requiere.	Si el PaO_2 > 70 mmHg. Proveer Oxigeno suplementario. Si el cuadro del paciente no es contagioso y el paciente no está disneico.

		espontaneo, deberá postergar el vuelo por 10 días. • Asma	Paciente deberá llevar inhaladores a la mano. En casos difíciles considerar el uso de esteroides 24-48 horas antes.	
Procedimientos quirúrgicos	• Cirugía abdominal dentro de los 14 días. • Cirugía laparoscópica dentro de las 48 horas.	Consultar al cirujano.	
Desórdenes gastro intestinales	• Cirugía dentro de los 14 días. • Sangrado del tracto GI dentro de los 10 días.	Incluyendo la insuflación de gas /aire en la laparascopia.	En caso de sangrado GI, después de los 10 días. Hb adecuada.
Desórdenes del Sistema Nervioso Central SNC	• Stroke. incluyendo la hemorragia subaracnoidea dentro de los 10 días – 3 semanas. • Crisis epiléptica (gran mal) dentro de las 24 horas. • Cirugía del cerebro dentro de los 10 días.	Considerar los aspectos de oxigenación. movilización. Pacientes con arterio-esclerosis pueden presentar mayor hipoxia y confusión mental, no deben viajar solos.	Paciente acompañado de enfermero / médico con medicamentos apropiados.
Desórdenes Endocrinos	• Diabetes mellitus insulino dependiente inestable. descontrolada.	Restricciones de ingesta (dieta) durante el vuelo.	Paciente debe ir acompañado de certificado médico estableciendo diagnóstico y dosis de medicamento, llevar jeringas pre cargadas. Debe considerarse el traslado con enfermero / familiar responsable.
Desórdenes dentales , de nariz, garganta , oídos.	• Otitis media y sinusitis. • Absceso dental. • Cirugía de oído medio dentro de los 10 días. • Amigdalectomía dentro de los 10 días. • Mandíbula con fijación de alambre.	Consultar con otorrinolaringologo, dentista.	Después del tratamiento y maniobra de valsalva positiva. Escoltado por enfermero provisto de cortador de alambre.
Desórdenes oculares	• Lesión penetrante de ojo. • Cirugía intraocular dentro de una semana.	Consulta con el especialista. Si existe gas en el globo, la reabsorción total es necesaria y puede tomar hasta 6 semanas.	Si el paciente tiene certificación del especialista por escrito.
Embarazo	• Embarazo único, o vuelos cortos, hasta el fin de la 36 semanas y 34 semanas en vuelos largos. • Embarazo múltiple después de las 30 semanas.	Verificar las regulaciones de la aerolínea.	Certificación escrita del médico / ginecólogo (dentro de las 32-36 semanas). Paciente debe ser acompañada por un médico dentro de los 7 días de la fecha de término.

Neonatos	Dentro de las 48 horas.		Después de las 48 horas, neonato sin complicaciones.
Desórdenes psiquiátricos	• Cualquier enfermedad psiquiátrica. • Episodio psicótico.	Evaluación del especialista. Con escolta competente en administrar medicamentos.	Paciente acompañado por médico / enfermero, o familiar competente en la administración de medicamentos. Después que se ha iniciado el tratamiento y se ha evaluado los resultados del mismo.
Enfermedades Infecciosas	• Cualquier enfermedad infecciosa en fase contagiosa.	Se aplica las regulaciones de la OMS.	Paciente en fase no contagiosa.
Descompresión	• Casos sintomáticos dentro de los 10 días.	Requiere evaluación / opinión del especialista en medicina de buceo o aviación.	Después del clearance del especialista, si el paciente se encuentra en condiciones estables.
Buceo	Dentro de las 24 – 48 horas.	Buceo, aún con fines recreativos, a profundidades > 10 m (30 pies). Si se requirieron paradas para descompresión durante el ascenso, es mejor esperar un mínimo de 48 hrs.	
Fracturas enyesadas	Dentro de las 24 horas.	Seguir las recomendaciones del especialista.	
Quemaduras	• Dependiendo de la extensión, gravedad de cada caso debe considerase si procede como medevac.		Paciente en condición estable, acompañado por médico, de acuerdo a la severidad de la quemadura.

CAPITULO 2.- CONCEPTOS:

Aeroevacuación: Se realiza con aviones de las FFAA, de ala fija, entre teatros de operaciones. Tenemos dos tipos: TACEVAC y STRATEVAC, descritas más adelante.
Altímetro: Tipo de barómetro metálico o aneroide que sirve para medir altitudes.
Altitud absoluta: Distancia vertical entre un punto y la superficie terrestre.
Altitud verdadera: Distancia vertical entre un punto y el nivel medio del mar.
Alto-cúmulos: Tipo de nube media.
Alto-stratus: Tipo de nube media.
Anemómetro: Instrumento para medir la velocidad del viento.
Barlovento: Lado de donde sopla el viento.
Barómetro: instrumento utilizado para medir la presión barométrica.
CASEVAC : transporte una baja desde el lugar donde se ha producido la baja hasta el lugar donde puede recibir tratamiento médico. No reciben tratamiento durante el traslado, no lo realiza personal médico.
Cirro-cúmulos: Tipo de nube alta.
Cirro-stratus: Tipo de nube alta.
Cirrus: Tipo de nube alta.
Cúmulo-nimbus: Tipo de nube de desarrollo vertical.
Cúmulus: Tipo de nube de desarrollo vertical.
Dirección del viento: Punto del horizonte (con respecto al Norte) de donde sopla el viento.
Engelamiento: Formación de hielo sobre la estructura del avión e instalaciones del motor.
Escarcha: Hielo que se forma sobre el avión o sobre la superficie terrestre debido a la sublimación del vapor de agua.
Humedad: Cantidad de vapor de agua que contiene una masa de aire a una cierta temperatura y la contendría si, manteniendo constante su temperatura, estuviese saturada.
Inestabilidad: Condición de la atmósfera en la que existe una distribución vertical de temperatura caracterizada por un acusado enfriamiento con la altura, lo que puede dar lugar a corrientes convectivas de aire, nubosidad cumuliforme y tormentas.
Intensidad del viento: Velocidad a que se trasladan las partículas de una masa de aire. La unidad de medida utilizada es el nudo.
Isocero: Altitud de la isoterma de 0°C.

MEDEVAC: Cuando el herido es tratado por el personal médico durante el camino de forma oportuna y eficiente siendo evacuado del campo de batalla a un hospital de campaña o lugar donde existan recursos médicos disponibles, usando vehículos o medios aéreos médicamente equipados. Es un transporte de heridos con personal médico, aplicando tratamiento durante la evacuación en vehículos acondicionados para estabilizar pacientes, manejar emergencias cardíacas con monitores, respiradores, bombas de aspiración, etc.
Nimbo-stratus: Tipo de nube baja.
Nubes altas: Tipo de nubes cuya base está por encima de 20.000 pies.
Nubes bajas: Tipos de nubes que se extienden desde cerca del suelo hasta los 6.500 pies.
Nubes convectivas: Las formadas por el ascenso vertical de una masa de aire húmedo.
Nubes de advección: Las que se forman por enfriamiento de una masa de aire caliente y húmedo que se traslada sobre otra de aire frío.
Nubes de desarrollo vertical: Aquellas cuya base se halla próxima al suelo y se extienden verticalmente hasta altitudes que, en ocasiones, sobrepasan los 50.000 pies.
Nubes frontales: Las que tienen lugar en la zona de actividad de los frentes y que son típicas de esta situación.

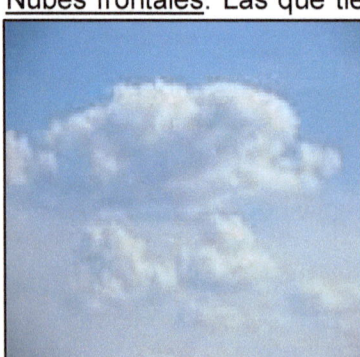

Nubes medias: Tipo de nubes cuya altitud está comprendida entre 6.500 y 20.000 pies.
Nubosidad parcial: Parte del cielo cubierto con un determinado tipo de nubes.
Nubosidad total: Término empleado para expresar la cantidad de cielo cubierto de nubes.
Sotavento: Punto del horizonte hacia donde sopla el viento. Es lo contrario de barlovento.
STRATEVAC: Strategic Evacuation; son evacuaciones estratégicas, cuando el paciente no se puede recuperar para el combate en el teatro de operaciones. Son desde puntos dentro del teatro de operaciones a puntos fuera del teatro de operaciones.

Strato-cúmulos: Tipo de nube baja.
Stratus: Tipo de nube baja.
TACEVAC: Tactical Evacuation; son evacuaciones tácticas desde puntos fuera de la zona de combate a puntos dentro del teatro de operaciones.
Techo de nubes: Altura sobre el suelo a la que se encuentra suspendida la capa inferior de nubes, siempre que ésta cubra más de los 4/8 del cielo y se halle a una altura inferior a 20.000 pies.

CAPITULO 3.- EL MEDIO:

3.1 *División vertical de la atmósfera en capas:*

La división vertical de la atmósfera es distinta según la variable meteorológica que escojamos. Puede ser la temperatura o la conductibilidad eléctrica. Según la variación de temperatura (gradiente) que presentan la atmósfera se divide en**:**

- **TROPOSFERA**: El aire más caliente se encuentra en la parte baja de la atmósfera, la temperatura disminuye con la altura a razón de a = 0.65 ºC/hm. Esta capa se extiende unos 10 km. La pendiente de la troposfera ecuatorial es equivalente a la de latitudes medias. En los polos llega hasta los 8 km; esto se debe a que la troposfera polar está más fría (-70 ºC) que la ecuatorial, por tanto el aire es más denso y ocupa menos espacio. En ella se dan los fenómenos que constituyen lo que llamamos *tiempo* (nubosidad y precipitaciones). Abundan las corrientes verticales.

- **TROPOPAUSA:** Zona de transición entre la troposfera y la estratosfera.

- **ESTRATOSFERA**: Se extiende desde los 10-11 Km. hasta los 50 km. En esta capa la temperatura varía muy poco con la altura, es prácticamente isoterma, se produce una gran inversión de temperatura. Estas inversiones frenan el movimiento vertical del aire, por tanto solo hay movimientos horizontales. No suele haber nubes (quizá en los polos). En las latitudes medias la temperatura es de -56 ºC, en los polos de -45 ºC y en el ecuador -80 ºC. Cuando una partícula de pequeño tamaño entra en la estratosfera tarda mucho en bajar, 2-3 años (r_{part} » 1 m m, $v_{caída}$ = 10-20 m /s). Estas partículas pueden afectar

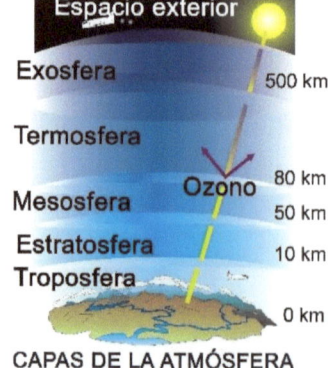

CAPAS DE LA ATMÓSFERA

factores y dispersión de la luz, etc. Pero son pocas las partículas que atraviesan la inversión, se forman nubes y perturbaciones que impiden el paso. Algunas tempestades ecuatoriales pueden inyectar partículas en la estratosfera, también algunas erupciones volcánicas. A la estratosfera sólo llega energía solar. Debido al ozono la temperatura disminuye cuando bajamos, absorción del ultravioleta. Contiene aproximadamente 1/5 de la atmósfera.

- **MESOSFERA** : Comprendida entre el límite superior de la estratosfera y los 80 km. La temperatura vuelve a crecer con la altitud hasta los 60 Km., donde alcanza un máximo de +80 ºC, y luego disminuye hasta -60 ºC a 75 Km. de altura. Es poco conocida, hay muy pocas nubes (no permite circulación de satélites o globos), contiene gran cantidad de ozono.

- **TERMOSFERA**: Hay entre 500 y 2000ºC pero muy pocas moléculas con energía cinética muy alta. Tiene algunas capas ionosféricas como la magnetosfera, donde el viento solar provoca auroras boreales. El límite superior está por encima de los 400 Km.

- **EXOSFERA:** Comprendida entre el límite superior de la termosfera y el final de la atmósfera. Desde el punto de vista de la conductibilidad eléctrica encontramos dos capas, la ozonosfera y la ionosfera. La primera se encuentra entre los 25 y 70 Km. de altura (coincide aproximadamente con la mesosfera). Contiene la mayor parte del ozono atmosférico y absorbe gran parte de la radiación ultravioleta que recibimos del Sol. La ionosfera es un estrato fuertemente ionizado, su estructura vertical no es uniforme. Se extiende desde los 70 Km. hasta el final de la atmósfera.

3.2 *Composición de la atmósfera:*

Los dos principales componentes de la atmósfera son el nitrógeno, con un 78% del total, y el oxígeno, 21 %. El resto de gases tienen concentraciones mucho menores pero son muy importantes. La atmósfera no tiene composición uniforme al subir en ella. Es mucho más fina que el radio terrestre, en 5.5 Km. encontramos la mitad del total de la masa, siendo el 90% en torno a 30 Km.

COMPONENTE	MASA MOLAR	CONCENTRACIÓN		ESPESOR RELATIVO
		MOLECULAR	EN MASA	
Nitrógeno	28.02	78.08%	75.51%	6.35 Km.
Oxígeno	32.00	20.95%	23.14%	1.68 km
Argón	39.94	0.93%	1.28%	74 m
Neón	20.18	18 ppm	13 ppm	15 cm
Helio	4.00	5 ppm	0.7 ppm	4 cm
Kriptón	83.70	1 ppm	2.9 ppm	8 mm
Hidrógeno	2.02	0.5 ppm	0.03 ppm	4 mm
Dióxido de Carbono	44.01	350 ppm	533 ppm	2.8 m
Ozono	48.00	0-12 ppm	0-20 ppm	0-1 mm
Vapor de agua	18.02	0-4 %	0-2.5 %	0-300 m

ppm = Partes por millón.

Espesor relativo: Espesor que tendría el componente si se concentrara en una sola capa.

3.3 *Variación de la presión con la altura:*

La presión atmosférica disminuye con la altitud ya que disminuye la cantidad de aire por encima y por tanto

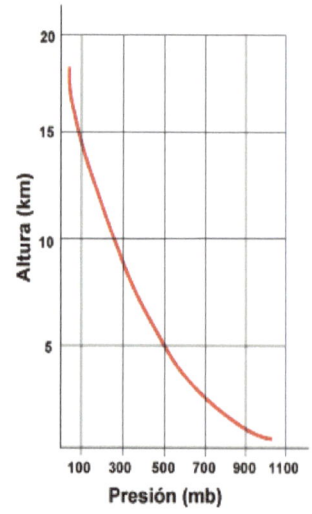

su peso. Los meteorólogos han calculado cuánto baja la presión atmosférica por cada metro de elevación, que es lo que se muestra en la figura de abajo.

La gráfica muestra cómo, a medida que se gana altura, cada vez hay que subir más metros para conseguir una determinada variación de la presión: al nivel del mar, haya que subir unos 8 metros para que la presión baje 1 milibar; a 5.000 metros, hay que subir 20 metros.

A nivel del mar, la presión tiene un valor promedio de aproximadamente 1.012 mb. por lo que se consideran presiones altas y bajas las respectivamente superiores e inferiores a este valor.

3.4 *Variación de la temperatura con la altura:*

A través de la primera parte de la atmósfera, llamada troposfera, la temperatura decrece con la altura. Este decrecimiento se define como **Gradiente vertical de Temperatura** y es en promedio de 6,5°C/1000m. Sin embargo ocurre a menudo que se registre un aumento de la temperatura con la altura: **Inversión de temperatura**. Durante la noche la Tierra irradia (pierde calor) y se enfría mucho más rápido que el aire que la circunda; entonces, el aire en contacto con ella será más frío mientras que por encima la temperatura será mayor. Otras veces se debe al ingreso de aire caliente en algunas capas determinadas debido a la presencia de alguna zona frontal.

Variación de la temperatura con la altura en la atmosfera estandar
(Troposfera)

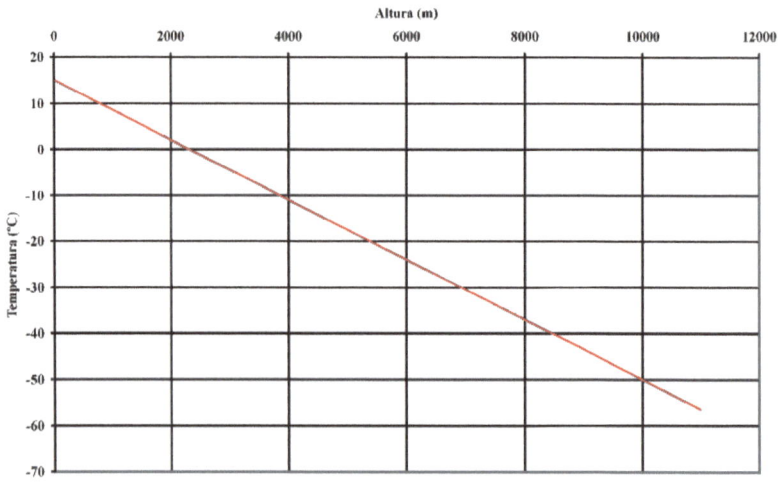

Altitud (pies)	Tª (ºC)	Presión (mmHg)
0	15	29,92
1000	13	28,86
2000		27,82
3000	9,1	26,82
4000	7,1	25,84
5000	5,1	24,90
6000	3,1	23,98
7000	1,1	23,09
8000	-0,8	22,23
9000	-2,8	21,39
10000	-4,8	20,58
15000	-14,7	16,89
20000	-24,6	13,76
30000	-44,4	8,90
40000	-56,5	5,55

3.5 *Influencia del medio en la respiración:*

Las presiones parciales de los gases que componen el aire (21% de oxígeno, un 78 % de nitrógeno y un 1% de otros gases) que nos encontramos a cualquier altura de la Troposfera, varían en función de la altitud sobre el nivel del mar. Como podemos comprobar en la siguiente tabla:

Altitud	Presión Atmosférica	PO2 (Presión Parcial de O2"
Nivel del mar	760 mmHg.	159 mmHg.
18.000 pies	380 mmHg.	80 mmHg.

Clínicamente la disminución de la presión parcial de oxígeno debido a la altitud conlleva a un aumento de la presión parcial de anhídrido carbónico en el alveolo lo cuál se hace evidente aproximadamente a partir de 8.000 pies, debido al mecanismo fisiopatológico de la hiperventilación, con la que el CO2 es desplazado del alveolo en beneficio del oxígeno. Otro de los mecanismos compensadores es el aumento del gasto cardíaco, que junto con la hiperventilación pueden desencadenar una situación de desestabilización del paciente con riesgo de muerte.

Debido a lo anteriormente expuesto, se debe proceder a la modificación de la FiO2 (fracción de oxígeno inspirado), suministrando oxígeno suplementario por los sistemas convencionales o mediante ventilación mecánica, de forma que durante el transporte se garantice una adecuada oxigenación en los pacientes críticamente enfermos. 2

La capacidad total de los pulmones es de 5l y en reposo el hombre necesita respirar unos 8l de aire por minuto. Un ejercicio violento aumentará esta necesidad incluso hasta 60l por minuto. En reposo, cada respiración implicará el movimiento de medio litro de aire, que entra y sale de los pulmones: aproximadamente un décimo de su capacidad.

Se deduce pues que los pulmones no renuevan todo el aire usado que en ellos hay en cada respiración, estado que se agrava por la extracción constante de oxígeno del aire alveolar por parte de la sangre y el aporte, también constante, de bióxido de carbono a ese aire desde el torrente sanguíneo. Como consecuencia, la composición del aire alveolar es muy diferente de la que corresponde al atmosférico, ya que contiene, además de nitrógeno y oxígeno, cantidades importantes de vapor de agua y bióxido de carbono. En el nivel del mar, la presión parcial ejercida por el contenido de vapor de agua es de 47mm Hg. y la del bióxido de carbono es de 40mm Hg., lo que hace que la presión del aire alveolar seco sea de 713mm Hg. (760 - 47 = 713).

La composición del aire alveolar seco es:

Oxígeno	14,5 %
Nitrógeno	80,0 %
Bióxido de carbono	5,5 %

Por eso al nivel del mar, donde la presión del oxígeno atmosférico es de 160 mm. Hg., el oxígeno alveolar queda reducido a 103mm Hg.

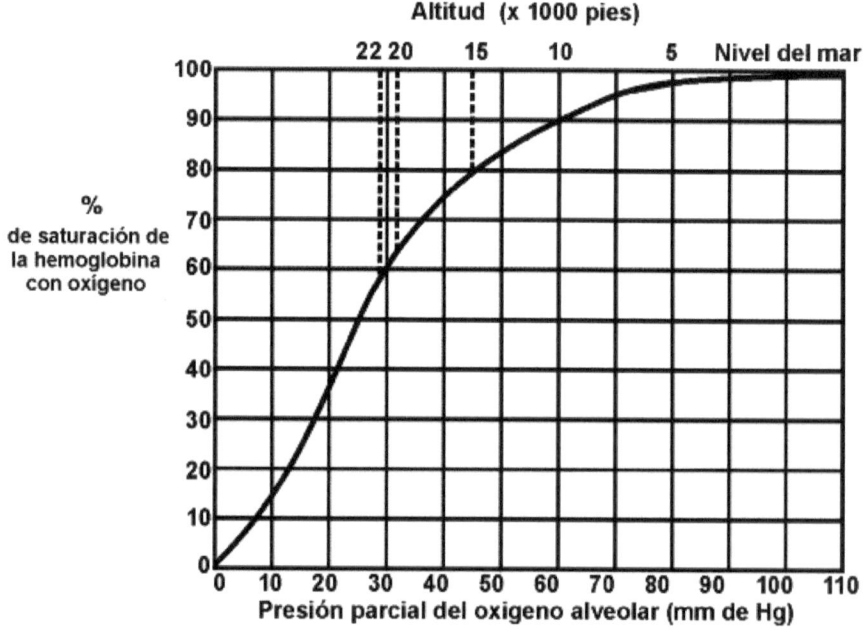

Relación entre la capacidad de transporte de oxígeno de la sangre la presión parcial del oxígeno alveolar

En la tabla se observa que subiendo a 10.000 pies (unos 3.000 m) se produce una situación en la que, aunque la presión del oxígeno alveolar ha disminuido en 40 mmHg, la sangre está aún saturada al 90 % de su capacidad de oxígeno. El asunto es más grave por encima de los 10.000 pies, porque entonces las reducciones relativamente pequeñas de la presión del oxígeno alveolar van asociadas con disminuciones desproporcionadas de la capacidad de transportar oxígeno que la sangre tiene. Resumiendo, el hombre puede volar con seguridad y sin preocupaciones hasta los primeros 8.000 pies (2.440 m) de la atmósfera, pero en altitudes superiores a los 10.000 pies (3.000 m) su eficacia primero y su vida después queda en unas condiciones precarias sí no se ha previsto un aporte suplementario de oxígeno.

3.6 *Tiempo útil de conciencia:*

El TUC es el intervalo de tiempo transcurrido entre la reducción de pO_2 del aire inspirado y la aparición de síntomas claros de incapacitación psicomotora. **3**

Pies	Metros	Actividad moderada	Reposo
22.000	6.705,60	5 minutos	10 minutos
25.000	7.620,00	2 minutos	3 minutos
28.000	8.534,40	1 minutos	1 minuto 30 seg.
30.000	9.144,00	45 segundos	1 minuto 15 seg.
35.000	10.688,00	30 segundos	45 segundos
40.000	12.192,00	18 segundos	30 segundos
65.000	19.812,00	12 segundos	12 segundos

CAPITULO 4. - FISIOLOGÍA:

4.1 *Hipoxia:*

4.1.1 Concepto.

Se entiende por hipoxia la disminución de la concentración de Oxígeno a nivel sanguíneo e hístico con el consiguiente deterioro de su normal funcionamiento.

Los organismos vivos obtienen la energía que necesitan mediante ciertos procesos bioquímicos, como la oxidación de los compuestos químicos contenidos en los alimentos. El oxígeno tiene una función esencial en estos procesos; su ausencia o baja concentración,

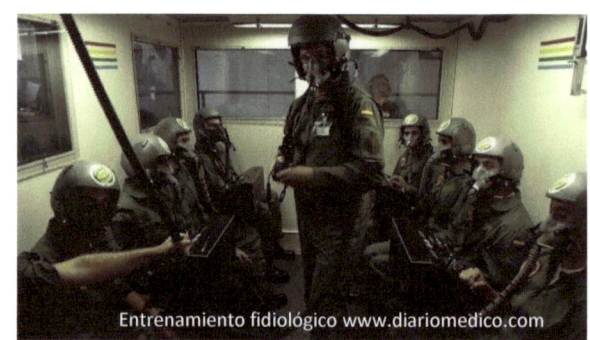

Entrenamiento fidiológico www.diariomedico.com

conocida como hipoxia, dificulta e incluso llega a impedir el metabolismo íntimo celular, y con ello la obtención de la energía necesaria para la vida de la propia célula y en última instancia para la vida del organismo.

El hombre, que necesita oxígeno para la obtención de la energía que precisa para vivir, puede encontrarse en situaciones que de una u otra forma provoquen una oxigenación deficiente de sus tejidos, es decir, una hipoxia.

4.1.2 Principios básicos de fisiología respiratoria.

Antes de comentar los tipos de hipoxia, recordemos algunos principios básicos de fisiología.

Gracias a la ventilación pulmonar se renueva el aire alveolar con cada movimiento respiratorio. El aire atmosférico está compuesto por un 78% de nitrógeno, 21% de oxígeno, 0.9% de argón, 0.03 de dióxido de carbono, algo menos del 0.4% de vapor de agua (aunque esta proporción es variable) y cantidades menores de otros gases como neón, helio, criptón, xenón e hidrógeno.

Esta composición no es idéntica a la del aire alveolar, pues debemos tener en cuenta que desde las paredes alveolares se desprende continuamente vapor de agua que alcanza una presión parcial de 47 mmHg, y además el CO_2 es continuamente eliminado desde los capilares pulmonares, alcanzando una presión parcial (pCO_2) de 40 mmHg, al tiempo que el oxígeno es cedido continuamente a la sangre.

En los alvéolos se produce el intercambio con el contenido gaseoso de los capilares que les rodean a través de la membrana alveolo-capilar, liberando a la sangre venosa de su alto contenido de CO_2 (45mmHg) y cediendo el oxígeno que será transportado por la hemoglobina contenida en los hematíes (y una pequeñísima cantidad, 3%, disuelto) a todos los tejidos del organismo.

4.1.3 Tipos de hipoxia.

Dependiendo de la fase de la respiración (ventilación, intercambio gaseoso a nivel de la membrana alveolo-capilar, transporte de oxígeno por la sangre, cesión del mismo a las células y utilización del oxígeno por éstas) se pueden dar diferentes tipos de hipoxia:

4.1.3.1 Hipoxia hipóxica

Es la causada por una disminución de la pO_2 pulmonar o debida a todas aquellas situaciones que dificultan la difusión a nivel de la membrana alveolo-capilar pulmonar, provocando el hecho de una menor saturación de oxígeno de la sangre arterial.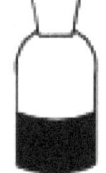

Se pueden incluir como causas específicas:
1. Una presión atmosférica reducida que conlleva una pO_2 baja (tal como ocurre con la altitud).
2. Ventilación pulmonar reducida por cualquier causa (muscular, nerviosa, etc.).
3. Dificultad en la difusión alveolo-capilar (neumonía, fibrosis, etc.)
4. Obstrucción en el paso de aire por las vías respiratorias (asma, tumores, etc.)
5. Mezcla de sangre venosa y arterial (shunts arteriovenosos, defectos cardiovasculares, etc.)

4.1.3.2 Hipoxia anémica

Resulta de la disminución de la capacidad de transporte de oxígeno por la sangre.

Las causas básicas son debidas bien a una concentración de hemoglobina disminuida, como ocurre en las anemias de diversas causas, o bien por una dificultad en el proceso de ligazón de oxígeno a la hemoglobina, como ocurre en la intoxicación por monóxido de carbono (con formación de carboxihemoglobina, o por
sulfamidas (con formación de sulfahemoglobina).

4.1.3.3 Hipoxia por estancamiento

Debida a un reducido flujo sanguíneo hacia los tejidos por un fallo cardiaco, shock, obstrucción vascular o almacenamiento venoso. En tales casos, a pesar de que no hay ningún problema con la oxigenación de la sangre, ésta no llega a los tejidos periféricos.

4.1.3.4 Hipoxia citotóxica

Ocurre por una mala utilización del oxígeno a nivel celular. A pesar de que la pO2 sanguínea en los tejidos es normal, las células se ven imposibilitadas de utilizar el oxígeno por algún fallo íntimo, de tal forma que el metabolismo aerobio se ve seriamente afectado. Tal ocurre en la intoxicación por cianhídrico.

4.1.4 Causas de hipoxia en el aviador.

Cualquiera de los tipos de hipoxia citados anteriormente puede presentarse en las tripulaciones o pasajes durante viajes en medio aéreo.

Los gases desprendidos de combustibles, especialmente en casos de accidentes con incendios, pueden producir hipoxia de tipo anémico (por intoxicación por monóxido de carbono) o incluso citotóxica (por vapores de cianhídrico). Tampoco sería rara la hipoxia por estancamiento debida al almacenamiento de la sangre en las regiones venosas del vientre y extremidades inferiores causadas por las grandes aceleraciones Gz+ que se alcanzan con los aparatos a reacción de alta maniobrabilidad, si no fuese por la prevención con los adecuados trajes anti-G. Sin embargo, de todas las formas el tipo más frecuente que se puede presentar es el de hipoxia hipóxica.

Las principales causas de esta hipoxia hipóxica en vuelo son:

a) Ascensión a altitud excesiva sin suplemento de oxígeno.

b) Fallo en el equipo personal de respiración para proporcionar la adecuada concentración o presión de oxígeno.

c) Descompresión de la cabina a gran altitud.

Manifestaciones clínicas de la hipoxia hipóxica.

Los síntomas y signos que un individuo presenta ante un nivel determinado de hipoxia dependerán de la rapidez del descenso de la presión de oxígeno en el aire inspirado y del tiempo de permanencia a ese nivel. Hay otros factores como la actividad física, la temperatura ambiente y especialmente una gran variabilidad de respuesta de unos individuos a otros, que aún respirando ambientes con la misma concentración de oxígeno, presentan diferentes pO2 y pCO2 en sangre arterial y aún más en la tasa de suministro de oxígeno al cerebro. Se pueden distinguir cuatro fases de hipoxia en virtud de sus efectos sobre el organismo humano:

Estadio Hipoxia	Altitud en pies		Saturación arterial de O2 (%)
	Respirando aire	Respirando O2 al 100%	
Indiferente	0-10.000	33.000-39.000	95-90
Compensado	10.000-15.000	39.000-42.9000	90-80
Descompensado	15.000-20.000	42.200-45000	80-64
Crítico	20.000 o más	45.000 o más	64 o menos

a. *Fase indiferente.*

Abarca desde el nivel del mar hasta 10.000 pies de altitud (3.048 m) respirando aire ambiente, con lo que se consigue una pO2 alveolar de 100 a 60 mmHg y una saturación de la hemoglobina del 95 al 90%. Respirando oxígeno puro, esta fase abarcaría desde el nivel del mar hasta 39.000 pies de altitud (11.887 m).

En esta fase el sujeto no experimenta ningún síntoma, por lo que se ha pensado que estos niveles bajos de hipoxia no producen ningún menoscabo de la función psicofísica. Sin embargo, hace años, MacFarland comprobó una disminución de la memoria inmediata y de la agudeza visual nocturna por encima de los 6.000 pies de altitud. También se ha demostrado un alargamiento del tiempo de aprendizaje, especialmente de materias complejas cuando el sujeto se sometido de forma rápida a niveles de hipoxia superiores a los 8.000 pies del altitud e incluso una disminución de la capacidad de vigilancia.

En contraste con las observaciones anteriores, hay evidencias en hombre y animales de que niveles moderados de hipoxia hipóxica mejoran la realización de tareas bien aprendidas.

b. *Fase compensadora.*

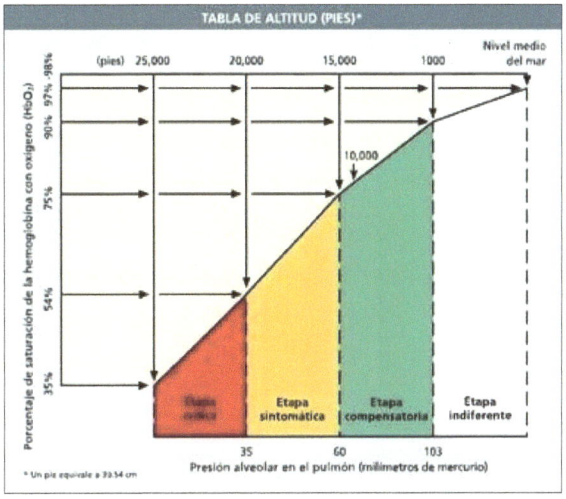

Se produce cuando se respira aire ambiente a niveles comprendidos entre 10.000 y 15.000 pies de latitud. Entre ambos límites la pO2 alveolar desciende de 60 a 45 mmHg y la saturación de hemoglobina de 90 al 80%, respectivamente. Equivaldría, por los efectos de la hipoxia, a respirar oxígeno puro a niveles entre 39.000 y 42.200 pies.

Se denomina fase compensadora porque la saturación de oxígeno arterial existente a estos niveles se debe a mecanismos fisiológicos compensadores como el aumento de la ventilación pulmonar (20-50%) inducida por el estímulo de los quimiorreceptores por la caída de la pO2 arterial, o el aumento del gasto cardíaco. En estafase de hipoxia el individuo continúa sin presentar síntomas, salvo cefalea a los 20-30 minutos de exposición; sin embargo, hay una acentuación de los latentes descritos en la fase anterior, en especial la agudeza visual nocturna que puede reducirse en un 50% a 15.000 pies.

También hay disminución de la capacidad de vigilancia, de la memoria, atención y capacidad de cálculo. La capacidad de actividad física es reducida, pudiendo presentar de esfuerzo, aunque al igual que resto de los síntomas de esta fase suelen pasar desapercibidos al individuo expuesto.

   c. *Fase de manifestaciones clínicas.*

Aparece entre altitudes de 15.000 y 20.000 pies respirando aire y entre 42.200 y 45.200 pies respirando oxígeno puro. La presión de oxígeno alveolar oscila entre 45 y 36 mmHg a pesar de lo cual la saturación de oxígeno de la hemoglobina es de 80 al 64%, respectivamente. Aquí, los mecanismos compensadores cardiopulmonares son insuficientes y aparecen los síntomas que pueden ser muy distintos de unas personas a otras. Es frecuente la presentación de cefalea principalmente frontal, náuseas, vómitos, diseña y parestesias. A veces el individuo en esta fase se encuentra eufórico y otras agresivo o violento. Hay una disminución de la coordinación muscular con dificultad para realizar movimientos finos y otros que requieran fuerza, pudiendo producirse espasmos musculares e incluso tetania secundaria a la hipocapnia producida por la hiperventilación. Hay una mayor disminución de la agudeza visual con disminución concéntrica de los campos visuales.

En esta fase se produce una acusada pérdida de la memoria y del juicio crítico, produciéndose un estado de confusión, con somnolencia, pudiendo llegar a la pérdida de conocimiento.

Aparece cianosis por aumento de la hemoglobina reducida por encima de 5g/dl en sangre capilar. La cianosis en la hipoxia hipóxica se produce cuando la saturación arterial de oxígeno desciende por debajo del 75%, lo que suele suceder por encima de los 17.000 pies de altitud.

   d. *Fase crítica.*

Se produce respirando aire por encima de los 20.000 pies de altitud u oxígeno puro por encima de los 45.200. La pO2 alveolar es inferior a 36 mmHg lo que conduce a la pérdida del conocimiento en menos de diez minutos, dependiendo de la altitud, frecuentemente acompañada de convulsiones.

Las fases de hipoxia descrita aparecen de f horma progresiva y en el orden expuesto en el caso de exposición rápida a las altitudes mencionadas en cada fase. Cuando una persona se expone de forma prolongada a niveles progresivos de hipoxia, puede lograr una casi completa aclimatación debido a la hiperventilación, con la producción de una alcalosis respiratoria insuficiente compensada. También aumenta la capacidad de difusión de oxígeno a través de la membrana alveolo-capilar, y el gasto cardiaco aumentado como mecanismo compensador desciende a niveles casi normales. Aumenta la volemia y el hematocrito, y se produce un desplazamiento a la derecha de la curva de disociación de la hemoglobina. En exposiciones más prolongadas de meses de duración, se produce un aumento del número y volumen de los capilares sanguíneos, así como de las mitocondrias y hay una modificación de las enzimas oxidativas celulares como mecanismo adaptativo a la hipoxia mantenida. En virtud de estos mecanismos de aclimatación descritos, el hombre ha podido ascender respirando aire ambiente a altitudes muy superiores a la considerada como límite inferior de la fase crítica y que desde las bases de los fisiología respiratoria parecerían inalcanzables. Así, en 1978, Messner y Habeler ascendieron en a varias etapas hasta la cima del Monte Everest de 8.848 m (29.029 pies) sin oxígeno suplementario, lo cual considerando las bajas presiones barométricas y de oxígeno existentes a ese nivel traduce la enorme capacidad adaptativa del organismo humano ante la hipoxia.

En el curso de descompresiones rápidas, motivadas al producirse una caída repentina de presión en el interior de la cabina de aeronaves, ya sea por daño estructural de la misma o por fallo del sistema de presurización, los tripulantes y pasajeros se ven expuestos bruscamente a una situación de hipoxia severa.

En el caso de aviones comerciales de línea que hacen rutas a niveles de 30.000-35.000 pies de altitud, supondría que sus ocupantes se expusieran en pocos segundos a las bajas concentraciones de oxígeno existentes a esos niveles, partiendo de presiones iniciales de cabina que oscilan entre 4.000-6.000 pies de altitud. En esta circunstancia la pO2 alveolar descendería de 65 a 15 mmHg inferior a la existente en los capilares pulmonares, desde donde se difundiría el oxígeno al alveolo.

La intensidad de la hipoxia en el curso de una descompresión rápida será tanto mayor cuanto más elevada sea la altitud final y cuanto más se demore el suministro de oxígeno puro al individuo afecto que sufre un menoscabo de su actividad psicofísica e incluso pérdida de conocimiento. Así mismo, cuanto más elevada sea la concentración de oxígeno respirado previamente a la descompresión rápida, con el consiguiente aumento de la pO2 alveolar, mayor será el descenso de ésta al final de la descompresión.

e. *Tratamiento y prevención de la hipoxia del aviador.*

El tratamiento consiste lógicamente en la administración de oxígeno al 100% por inhalación para elevar la pO2 arterial con lo que los síntomas desaparecen en la plazo de 15-30 segundos, durante los cuales algunas personas experimentan vértigo y agravamiento momentáneo de los síntomas descritos, pudiendo llegar a la pérdida de conocimiento. Este fenómeno se conoce como "efecto paradójico del oxígeno" y es producido por la vasoconstricción de las arteriolas cerebrales por la hipocapnia que persiste y coincide con la hipotensión arterial secundaria a la administración de oxígeno puro, aumentando la hipoxia cerebral transitoriamente.

En los casos en que la hipoxia ha sido prolongada, es común que el único síntoma que persista tras el tratamiento sea la cefalea.

Aunque la solución ideal para aviadores es que respirasen oxígeno a una concentración semejante a la de este gas a nivel del mar, problemas de ingeniería de las aeronaves impiden que esto sea posible. Así, el reproducir una presión total y de oxígeno en el interior de una aeronave semejante a la del nivel del mar crearía un gran gradiente de presión entre el interior y el exterior de la cabina del avión precisando que ésta fuese muy resistente y pesada y que la energía y combustible necesarios para mantener ese grado de presurización fuesen mucho mayores. Además en caso de descompresión rápida los efectos del cambio de presión y de la hipoxia aguda secundaria serían más intensos cuanto mayor fuese la presión diferencial entre el interior y el exterior de la aeronave. Por esto y considerando la aparición precoz de síntomas en la fase indiferente y compensadora de la hipoxia, se considera altitud en el interior de cabina de 6.000 pies con pO2 alveolar de 70 mmHg y pCO2 alveolar de 40 mmHg es el máximo aceptable de hipoxia para las tripulaciones en el curso del vuelo.

En aviones de combate de baja presión diferencial de cabina, por el mayor riesgo que tienen de sufrir una descompresión rápida, el piloto debe ir respirando oxígeno con máscara durante todo el vuelo, no siendo difícil mantener una pO2 arterial de oxígeno semejante a la del nivel del mar, aunque si se precisa economizar el suministro de oxígeno es aceptable el mantener un grado de hipoxia, equivalente a la asociada a respirar aire a 5.000 pies de altitud, con una pO2 alveolar de 75 mmHg.

El problema de la limitación del suministro de oxígeno por los inconvenientes que plantea su almacenamiento, ha desaparecido actualmente con el descubrimiento e incorporación a los modernos aviones de los denominados OBOGS (on board oxygen generating system) capaces de aislar y concentrar el oxígeno existente en el aire atmosférico.

Por último, hay que destacar la importancia de que las tripulaciones estén muy familiarizadas con los equipos de oxígeno y su funcionamiento y que realicen comprobaciones en los mismos previamente al vuelo y en el curso del mismo. También es necesario que conozcan las causas y efectos de la hipoxia, que reconozcan sus propios síntomas y cómo corregirlos, para lo cual es preceptivo que sean entrenados inicial y periódicamente en cámara hipobárica.

Circunstancias en la que es necesaria la administración de O2
Pérdidas significativas de sangre: más de 1000 ml
Shock

Traumatismo torácico severo:
    Tórax inestable
    Neumotórax
    Hemotórax
    Fracturas costales bilaterales
    Blast injury.

IAM y angina de pecho.
EAP
Insuficiencia respiratoria aguda: neumonía, asma, embolismo pulmonar.
Traumatismo de columna especialmente cervical o torácico, con lesión medular.
Síndrome de hipertensión endocraneal.

Quemaduras del árbol respiratorio.
Intoxicación por monóxido de carbono.
Fallo cardiorrespiratorio.

4.2 Disbarismos:

El término disbarismos se utiliza para designar los distintos cambios fisiopatológicos producidos en el organismo por las variaciones de presión ambiental total, al producirse gradientes de presión entre ésta y la existente en los tejidos, fluidos y cavidades corporales.

En el caso de buzos y trabajadores de campanas de aire comprimido, pueden verse sometidos en su trabajo a varias atmósferas de cambio de presión; sin embargo, la variación máxima a la que pueden someterse los aviadores y astronautas es de una atmósfera, esto es de 760 mmHg, a pesar de lo cual pueden presentarse en ellos cuadros clínicos específicos y graves.

En la tabla I se representan los cambios de presión con la altitud, aunque hay que reseñar que las presiones barométricas a niveles de 4-16 Km. por encima del nivel del mar dependen de la latitud a la que se miden, debido a la presencia de grandes masas de aire frío en la estratosfera por encima del ecuador, resultantes de fenómenos de radiación y convección.

Cambios de presión atmosférica con la altitud		
Altitud		Presión Atmosférica
Pies	Metros	mm. Hg.
0	0	760.0
10.000	3.048	552.8
20.000	6.096	349.5
30.000	9.144	226.1
40.000	12.144	141.2
50.000	15.240	87.5
60.000	18.288	54.2
70.000	21.336	33.7
80.000	24.387	21.0
90.000	27.432	13.2
100.000	30.480	8.4

Tabla I.

En medicina aerospacial tienen gran importancia los disbarismos producidos por disminución de la presión ambiental, como consecuencia de los ascenso de los aviadores a niveles altos de la atmósfera, así como en casos de pérdida de presión en cabinas de aeronaves presurizadas, y los que surgen en la práctica de entrenamiento fisiológico en cámara de baja presión. Los efectos de esta disminución de presión sobre el hombre son de dos tipos bien definidos: a) los producidos por la formación de burbujas de gases que inicialmente se encontraban en solución estable y que van a ser responsables de las manifestaciones clínicas de la enfermedad descompresiva y l b) los producidos por la expansión de los gases ya existentes en ciertas cavidades del organismo, originando distintos cuadros clínicos que se agrupan bajo la denominación de barotraumatismos.

4.2.1 Enfermedad descompresiva

La enfermedad descompresiva (EDC) es un tipo de disbarismo causado por la formación de burbujas gaseosas como consecuencia de una reducción de la presión barométrica ambiental, que puede cursar con distintos cuadros clínicos según la localización de las citadas burbujas y cuyo tratamiento fundamental consiste en exponer al individuo afecto a presiones iguales y en ocasiones superiores a las del ambiente inicial.

4.2.1.1 Etiopatogenia

En estado estable, la presión de los gases del organismo humano depende directamente del aire inspirado. Así, la presión parcial de un gas en un tejido está en relación con la presión ambiental total, con la presión parcial del citado gas en el aire inspirado y con la intensidad de metabolización y consumo del citado gas a nivel hístico.

A nivel del mar o a otro nivel de permanencia estable, los gases se los tejidos siguiendo gradientes de presión.
Así el oxígeno se difunde del medio ambiente a los tejidos y el CO_2 eliminado por éstos pasa al aire ambiente.

Sin embargo, en el caso del nitrógeno, elemento más abundante en la atmósfera, constituyendo el 78.09% del volumen de ésta, permanece en equilibrio de presión, con igual concentración a nivel de los alvéolos pulmonares y de los tejidos, no produciéndose desplazamientos. Este gas que en las condiciones de presión más o menos estable en las que el hombre habitualmente se desenvuelve no es causante de ninguna patología, puede originarla cuando se somete a cambios importantes de presión como en los ascensos de inmersiones y en los realizados en la atmósfera.

Las características del N, que hacen de él el elemento primordial para formar las burbujas de gas responsable de la enfermedad descompresiva son: a) la propiedad de ser un gas inerte, incapaz de combinarse con otras substancias orgánicas; b) su baja solubilidad en sangre, y c) la gran cantidad de este elemento existente en solución en el organismo humano, que se estima en un litro, lo que supones la saturación de los tejidos a nivel del mar.

Al reducir la presión barométrica ambiental de forma importante y rápida, los tejidos que contienen en solución N en estado de saturación, pueden hipersaturarse de este elemento y por las características citadas llega a formar burbujas de gas (ley de Henry). A esto contribuye la limitada capacidad de eliminación de este exceso de gas por vía respiratoria a través de la que trata de escapar para equilibrar el importante gradiente de presión parcial entre los tejidos y el ambiente.

Para la formación de burbujas se precisa, además del descenso de presión. La existencia de núcleos constituidos por masas microscópicas de gases adheridos a las irregularidades celulares de los vasos sanguíneos y linfáticos o suspendidos en los fluidos, en torno a los cuales se formarían las burbujas. Una vez formadas, tienden a desplazarse hacia los vasos pulmonares para ser eliminadas con el aire espirado, pues la presión parcial de N en el aire alveolar es mucho más baja, semejante a la ambiental. Cuando el cambio de presión es importante, las burbujas se acumulan en los vasos sanguíneos, bloqueando la circulación a distintos niveles y originando los síntomas de enfermedad descompresiva. Para ello es preciso que las burbujas se expandan y se unan, lo cual explica que los síntomas no aparezcan inmediatamente después del ascenso, sino que tengan su máxima indecencia 20-60 minutos después de haberlo efectuado.

Hasta hace unos años se pensaba que las manifestaciones clínicas de EDC se debían exclusivamente a la obstrucción mecánica de los vasos por las burbujas. Actualmente hay evidencias claras de que las burbujas de gas actúan como cuerpos extraños, frente a los que las plaquetas actuarían como depuradores. De la interacción burbujas-plaquetas, se produciría una activación del factor XII que pondría en marcha la coagulación intrínseca local, a la vez que se activaría el sistema complemento y de las quininas que producirían un aumento del tono vascular y una respuesta inflamatoria local responsable de la lesión peri vascular.

4.2.1.2 Fases predisponentes.

-**Velocidad de ascenso**. Cuanto más rápida sea la reducción de la presión barométrica ambiental, mayor será la formación de burbujas de N, con la consiguiente mayor dificultad para eliminarlas.

-**Altitud final**. Se considera que 18.000 pies (5.486) es el umbral de altitud para aparición de EDC, que continúa siendo rara hasta los
25.000 pies (7.620 m) aumentando desde este nivel la frecuencia e intensidad a medida que aumenta la altitud. Tampoco suele ofrecer problemas en la práctica pues los aviones comerciales de línea que realizan sus rutas a niveles de 30.000 pies de altitud, tienen una presión de cabina de 4.000-6.000. Las aeronaves no presurizadas no suelen sobrepasar los 13.000 pies, para no exponer a las tripulaciones a los efectos de la hipoxia.

-**Altitud inicial.** La exposición a presiones superiores a la atmosférica previamente al ascenso considerablemente la susceptibilidad a EDC, ya que a esos niveles en que se respira una mezcla de gases, incluido el N, a hiperpresión aumenta el contenido hístico de este elemento, que puede llegar a formar burbujas asintomáticas al ascender a nivel del suelo, y que al elevarse en la atmósfera posteriormente originen síntomas. Por esto no se debe volar durante las 24 horas posteriores a haber realizado un buceo y cuando se haya superado las dos atmósferas. En explosiones a ambientes de una a dos atmósferas es suficiente con evitar ascenso en las 12 horas siguientes.

-**Tiempo de permanencia en la altitud**. El inicio de los síntomas de EDC es excepcional antes de 5 minutos de permanencia a una determinada altitud, siendo su incidencia máxima en 20-60, tiempo precisado por las burbujas de gas para expandirse y unirse.

-Ejercicio. Al aumentar la ventilación pulmonar, el gasto cardiaco y acelerar la perfusión hística, facilita la movilización de burbujas y la aparición de síntomas de EDC.

-Edad. En general las personas de más edad son más susceptibles a la EDC.

Susceptibilidad individual a EDC en relación con la edad en sujetos expuestos a 28.000 pies de altitud durante 2 horas.	
Edad	Porcentaje susceptible
17-20	1.4
21-23	2.8
24-26	7.7
27-29	10.8
30-36	8.1
>36	8.7

Tabla II

-Obesidad. El tejido adiposo contiene más N en solución que los demás tejidos, ya que este gas se cinco veces más soluble en grasa que en agua.

-Sexo. Las mujeres están más predispuestas a EDC por tener mayor proporción de tejido adiposo que el varón. En los entrenamientos fisiológicos en cámara de baja presión presentan síntomas más frecuentemente.

Hay otros factores predisponentes a la EDC como son el tabaco, el alcohol, las temperaturas bajas, la deshidratación, la existencia de heridas o fracturas previas, los regímenes alimenticios excesivamente ricos en hidratos de carbono y los factores psicológicos.

4.2.1.3 Manifestaciones clínicas

La EDC puede clasificarse en tipo I y tipo II, teniendo esta clasificación importancia con vistas al pronóstico y al tratamiento (tabla III). La EDC tipo I suele ser leve y remitir tras el descenso a nivel del suelo. La EDC tipo II reviste mayor gravedad, precisando tratamiento precoz en cámara hiperbárica.

La EDC tipo I puede cursar con manifestaciones clínicas articulares o cutáneas.

- *Los síntomas articulares*, también denominados bends, son los más frecuentes en la EDC, habiendo estado presentes en el 74% de los individuos expuestos a 28.000 pies (8.534 m) durante 2 horas (tabla IV). Consisten en dolor que afecta a una o varias articulaciones, de forma simultánea o sucesivamente. Característicamente el dolor es profundo, aumenta de intensidad con el ascenso, pudiendo llegar a ser muy intenso y causar severa importancia funcional. Suele aliviarse al descender, y cuando se ejerce presión directa sobre la zona dolorosa con la mano o con el manguito del esfingomanómetro.

Manifestaciones clínicas de la EDC
Tipo I
Articulares (bends)
Cutáneas
Tipo II
Respiratorias (chokes)
Neurológicas
Visuales
Shock cardiocirculatorio

Tabla III.

Incidencia relativa de síntomas de enfermedad descompresiva (EDC) a 28.000 pies de altitud durante 2 h.	
Síntomas	**Porcentaje**
Dolores articulares	74.0
Alteraciones respiratorias	4.5
Alteraciones cutáneas	7.0
Alteraciones visuales	2.0
Alteraciones neurológicas	1.0
Shock cardiocirculatorio	9.0
Otros	2.5

Tabla IV.

Las rodillas y los hombros son las articulaciones más frecuentemente afectadas, seguidas de las de las manos, codos, muñecas, tobillos y caderas. Los bends *se deben al efecto mecánico de las burbujas de N a nivel extravascular, en la sinovial articular, en las vainas de los tendones y en otros tejidos no expansibles.*

- Los síntomas cutáneos *son secundarios a la presencia de burbujas de gas en la piel y tejido celular subcutáneo. Consisten principalmente en hormigueos, pinchazos o prurito. A veces la región afecta presenta un enrojecimiento o aspecto jaspeado y puede acompañarse de sensación de calor o frío. Son más raros que los venid, constituyendo un 7% (tabla IV).*

La EDC tipo II incluye el resto de manifestaciones clínicas originadas por la formación de burbujas de N, incluyendo dolores localizados en zonas diferentes de las afectadas por los bends, además de síntomas respiratorios, neurológicos, visuales y del shock cardiovascular.

- *Síntomas respiratorios.*
  La acumulación de burbujas de N en las vasos pulmonares puede producir una respuesta refleja de éstos, especialmente a nivel de arteriolas y capilares originando el cuadro clínico conocido en la literatura como *chokes*, caracterizado por la triada sintomática de tos, no productiva y paroxística, disnea y dolor retroesternal no irradiado. Aunque sólo se observan los chokes en e le 5% de los casos son importantes por su gravedad y porque frecuentemente no ceden tras regresar a la presión barométrica inicial.

- *Síntomas neurológicos.*
  Son originados por la acción de las burbujas de N a nivel de los vasos que riegan el sistema nervioso. La afección cerebral puede manifestarse puede manifestarse en forma de ACV o producirse afección de cualquier par craneal.

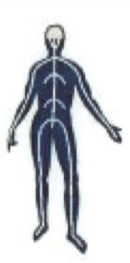

- *Síntomas visuales.* Consisten en visión borrosa, aparición de escotomas o hemianopsia.

- *Shock circulatorio.* Disminución de pulso, hipotensión, palidez, sudor frío, taquicardia, con ansiedad inicial y pérdida progresiva del nivel de conciencia.

4.2.1.4 Diagnóstico.

Se basa en la aparición de las manifestaciones clínicas descritas tras exposición a presión ambiental reducida. En el caso de EDC subatmosférica aparecida en vuelo en aeronaves o en entrenamiento fisiológico en cámara hipobárica raramente aparece por debajo de los 25.000 pies de altitud, salvo cuando se sumen factores predisponentes como haber hecho previamente buceo o ejercicio intenso.

Los datos de laboratorio son poco específicos, salvo la existencia de un valor hematocrito elevado, que puede llegar a alcanzar el 70%.

4.2.1.3 Prevención

- Evitar presiones barométricas ambientales mantenidas superiores a los 20.000 pies.
- Tener peso corporal y forma física adecuados.
- Evitar ascensos rápidos que impliquen grandes cambios de presión atmosférica.

4.2.1.4 Tratamiento

El tratamiento fundamental consiste en aumentar la presión barométrica ambiental para comprimir las burbujas de N hasta que éstas desaparezcan al pasar a solución. Para ello si la EDC aparece en la altitud es preciso descender a nivel del suelo o al menos por debajo de los 10.000 pies, con lo que habitualmente desaparecen los bends y el resto de los síntomas de EDC tipo I. Durante el descenso se le administrará oxígeno al 100%, colocando al paciente en posición de Trendelenburg lateral izquierda, para evitar que las burbujas venosas lleguen al lado izquierdo del corazón y alcancen la circulación arterial.

En caso de que los síntomas de EDC persistan tras regresar a nivel del suelo, o cuando recidiven tras haber cedido, igual que en el caso de EDC tipo II, precisan tratamiento compresivo en cámara hiperbárica.

4.2.2 Barotraumatismos.

En la práctica las localizaciones más frecuentes de los barotraumatismos son los senos de la cara, el oído medio y las cavidades dentarias, lo que se denomina barosinusitis y barodontalgia en cada caso. También pueden originarse síntomas a nivel de tubo digestivo y pulmón, aunque en ambos la expansión de gases puede encontrar escape más libremente. **4**

4.2.2.1 Barotitis media

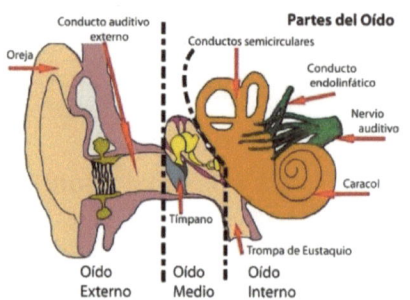

Cuando durante el ascenso en la atmósfera la presión en el oído media es superior a la ambiental, y durante el descenso inferior a ésta, en ambos casos las presiones deben de equilibrase a través de la trompa de Eustaquio. Cualquier problema de permeabilidad de ésta como en las infecciones respiratorias altas, crearía gradientes de presión entre el oído medio y el exterior, lo cual suele suceder principalmente en el descenso, en que la dificultad de entrada de aire en la cavidad timpánica es mayor debido al mecanismo de válvula de la trompa de Eustaquio. Esta puede abrirse con la maniobra de Vasalva o con las de deglución o bostezo que favorecen la contracción de la musculatura faríngea. Cuando a pesar de ello no se abren, se produce por la gran diferencia de presión a ambos lados de la membrana timpánica una barotitis, cuyos síntomas se exponen en la tabla V.

Síntomas de barosinusitis. Durante el ascenso la presión en el oído medio es superior a la ambiental y en el descenso inferior a ésta. En el margen de la tabla se expresan en mmHg las gradientes de presión entre el oído medio y el exterior.

Ascenso (MmHg)	Síntomas	Descenso (MmHg)
0	Ninguno. Audición normal	0
+3 a +15	Sensación creciente de ocupación de los oídos. Hipoacusia.	-3 a -15
+15 a +30	Dolor progresivo. Acúfenos. Abombamiento de la membrana Timpánica.	-15 a -30
> a 30	Dolor intenso. Acúfenos. Vértigo (alternobárico) Náuseas. Vómitos	-30 a -100
	Rotura de membrana timpánica	-100 a -300

Tabla V.

4.2.2.2 Aerosinusitis

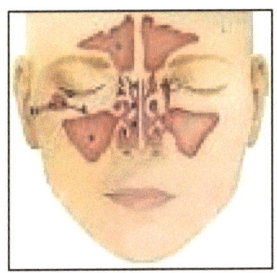

El aire contenido en los senos nasales y paranasales también varía de volumen con los cambios de presión y con el descenso. Al aumentar la presión barométrica es cuando suele haber dificultad de que entre el aire en los senos, especialmente cuando sus orificios de entrada presenten una inflamación o malformación.

4.2.2.3 Aerodontalgia

Se produce en caso de caries mal empastadas con cavidades que contienen un volumen de gas, el cual al expansionarse con el ascenso produce dolor por efecto mecánico sobre la vulva dentaria.

En el caso de los pulmones también se produce una expansión del aire contenido en ellos en el curso de un descenso rápido de presión. Si se mantiene la respiración, o hay un proceso obstructivo de las vías aéreas, cuando la sobrepresión es suficientemente severa puede producirse rotura alveolar y originarse un cuadro de aeroembolismo, de neumotórax o neumomediastino, aunque son cuadros muy raros en medicina aerospacial.

4.3 *Fatiga de vuelo:*

En la actualidad la consideramos como un complejo síndrome psicosomático, resultado final del desequilibrio que se establece entre factores personales del piloto (edad, salud física y mental, etc.), factores aeronáuticos generales (ruido, vibraciones, hipoxia, hipobarismo...) y factores aeronáuticos específicos (número de usos horarios atravesados, número de despegues y aterrizajes...) en un determinado periodo de tiempo.

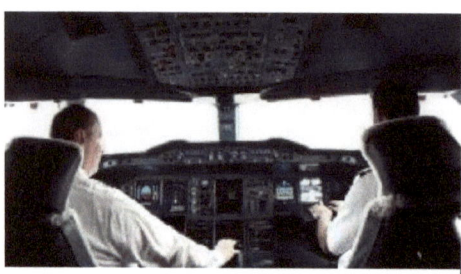
Pilotos fatigados vidayestilo.terra.com

Aunque la fatiga de vuelo se puede considerar como una afección benigna y fácil de tratar en su comienzo, a la larga puede originar lesiones irreversibles, debiendo ser considerada el mismo tiempo como una enfermedad y como un factor de riesgo para la seguridad de vuelo. Por todo esto, el Estado y la Organización Internacional de Aviación Civil (OACI) marcan en sus reglamentos unas pautas de periodos de trabajo y descanso según los servicios que desarrolle cada tripulación.

4.3.1 Definición

Los puntos clave a considerar en el concepto de fatiga de suelo son:
1. Presencia de un estado patológico verdadero.
2. Carácter acumulativo y evolución progresiva si no se trata adecuadamente.
3. Aparición en relación directa con el vuelo, actividad ésta que puede estar alterada tanto de forma cuantitativa (excesivo número de horas) como cualitativa (condiciones meteorológica adversas, etc.).
4. Disminución notoria del rendimiento físico o intelectual con

aumento de los errores en el desempeño de una misión específica.

Por lo tanto, podemos definir la fatiga de vuelo como el estado patológico producido por una actividad prolongada y/o alterada con pérdida de la hemostasia general del piloto y que conduce a una disminución notoria del rendimiento físico e intelectual con deterioro en desempeño de las misiones encomendadas.

4.3.2 Etiopatogenia.

La fatiga es resultante de tres tipos básicos de fatiga que aparecen en cualquier actividad humana. Dichos tipos son:
1. Fatiga física, dependiente del trabajo muscular desarrollado.
2. Fatiga psíquica, dependiente del trabajo intelectual realizado.
3. Fatiga de procedimientos, específica del proceso básico de cada actividad.

Hoy se piensa que la fatiga se origina en el sistema reticular del bulbo y protuberancia, encargado de regular el estado de vigilia y sueño. La sustancia reticular tiene un sistema activador ascendente, hacia la corteza cerebral, que mantiene al sujeto en estado de alerta y le hace receptivo y capa de discriminar todo tipo de estímulos, y por otra parte, tiene un sistema descendente que facilita la inhibición motora de la médula espinal.

Las causas que pueden desencadenar esta desorganización del sistema reticular y de sus mecanismos compensadores están directamente relacionadas con algunos de los siguientes factores:

1. Tiempo de servicio excesivamente prolongado.
2. Tiempo de vuelo excesivamente prolongado.
3. Condiciones meteorológicas adversas o inhabituales.
4. Aviones de altos requerimientos o inadecuados para el tipo de vuelo a realizar.
5. Faltas de ayudas a la navegación.
6. Tripulación escasa y/o incompetente.
7. Falta de entrenamiento físico básico del piloto y falta de entrenamiento en el tipo de vuelo a realizar.
8. Factores psicológicos.

9. Situación geográfica y horaria en el que se vaya a realizar el vuelo (cruce de husos horarios con alteración de los biorritmos, vuelos nocturnos con escasa visibilidad, etc.)
10. Temor al vuelo.

4.3.3 Clasificación.

Se distinguen varios tipos de fatiga de vuelo según el tiempo de evolución del proceso y el periodo necesario para su recuperación.

El piloto fatigado pasa por tres fases:
1. Necesidad de sueño. En esta fase, el sueño es eficaz, reparador y hace desaparecer la fatiga.
2. Sueño intranquilo y no reparador.
3. Insomnio cuando se llega al agotamiento.

En un primer momento, el sujeto tiene imperiosa necesidad de dormir e hipotonía generalizada. Sin embargo, en la última fase del sueño ya no es reparador, existe insomnio o fatiga paradójica, fiel reflejo de la desorganización funcional total del sistema reticular.

Por lo tanto, hemos visto que encontramos dos tipos de fatiga, la fatiga aguda, transitoria, que desaparece con sueño reparador, y la fatiga crónica que cursa con insomnio paradójico. Existe un paso intermedio entre estos dos tipos, la fatiga acumulativa, que se manifiesta con sueño intranquilo y no reparador.

Se considera que el periodo de tiempo necesario para la instauración de fatiga crónica no e s inferior a un mes.

4.3.4 Sintomatología.

Nos encontramos ante un cuadro que se comporta como una ciclotimia con dos fases, una de manía (al inicio) y otra de depresión (en el estado final).

Los síntomas generales iniciales son los equivalentes a una fase maniaca, expresión del intento del sujeto para sobreponerse a una situación que escapa de su control. Así tendremos: hipertonía, hiperreflexia, aumento de la líbido, irritabilidad, diarrea, ansiedad, anorexia, cefalea, abuso del alcohol y del tabaco, riesgos innecesarios en el vuelo y alteraciones del curso del pensamiento con la aparición de distracciones y ausencias.

En los estadios finales aparecen verdaderos equivalentes

somáticos depresivos, tales como: palpitaciones, dolor precordial, disnea y otra sintomatología derivada de la inhibición general con confusión, temor, descuido en el vestir y aseo personal, disminución de la líbido, retraimiento social y falta de memoria de interés.

Haciendo una transpolación de esta sintomatología al medio aeronáutico obtendremos las repercusiones específicas en el pilotaje y las funciones de vuelo.

1. Mala interpretación de los instrumentos y mandos del avión.
2. Respuestas lentas y tardías ante situaciones nuevas o repentinas en vuelo.
3. Falta de precisión.
4. Sobre valoración de datos.
5. Auto confianza alterada.
6. Incoordinación en la interpretación de los datos-estímulos recibidos.
7. Pérdida de la autocrítica.
8. Aumentos de los errores.

4.3.5 Tratamiento.

La fatiga es hasta cierto punto un mecanismo de defensa, porque después de un exceso de consumo de energía aparece la fatiga como una señal del organismo que está requiriendo una recuperación, un alto en la actividad para que cese el consumo energético y un tiempo de descanso que será aprovechado por el organismo para recuperar sus reservas de energía.

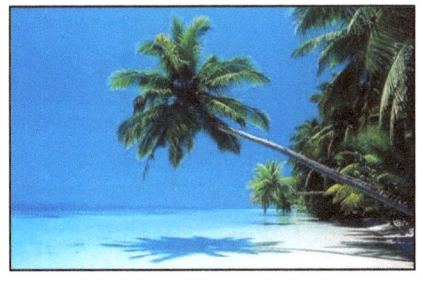

Entre las limitaciones de vuelo más aceptadas internacionalmente podemos señalar:
- No más de 30 horas de vuelo por semana.
- No más de 80 horas de vuelo por mes.
- No más de 225 horas de vuelo por trimestre.
- Descanso doble al número de horas de trabajo, 48 horas seguidas de descanso cada 7 días, sumando 10 días libres al mes.
- No más de 13.30 horas de servicio por día, con no más de

6 aterrizajes en este periodo de tiempo.

La labor preventiva de la fatiga de vuelo debe comenzar ya en la propia selección del personal volante, haciendo especial énfasis en la apropiada actitud psicofísica y cualificación técnica de los aspirantes.

4.4 *Aceleraciones:*

4.4.1 Las altas aceleraciones sobre el hombre

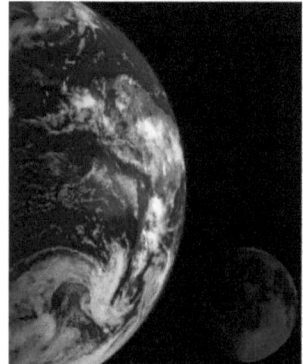

La gravedad o atracción constante ejercida por la Tierra sobre un objeto colocado en el vacío es de 9.81 m/seg^2, y se ha elegido como unidad de aceleración. Las aceleraciones a las que se somete un cuerpo se miden en múltiplos o fracciones de la aceleración de la gravedad y pueden expresarse en unidades "G".

Las aceleraciones pueden clasificarse en base de los dos factores que caracterizan el desplazamiento, velocidad y dirección, en lineal, radiales y angulares (tabla I).

La aceleración lineal consiste en la variación de la velocidad por unidad de tiempo manteniendo una trayectoria rectilínea. Este concepto abarca no sólo de aumento de velocidad, sino la disminución de la misma o deceleración (a=v/t). Se produce en despegues y aterrizajes y como consecuencia de modificaciones de la velocidad en línea de vuelo.

La aceleración radial se produce cuando, sin variar la velocidad, se produce un cambio en la dirección del vector u objeto.

La aceleración angular de un cuerpo se produce cuando hay modificación simultánea de la velocidad y de la dirección del mismo. Se produce cuando el eje de rotación pasa por cuerpo o en su proximidad. Aparece en ciertas maniobras de acrobacia aérea, especialmente en barrenas y con motivo de los giros que sobre su propio cuerpo experimentan los paracaidistas en la fase de caída libre antes de la apertura del paracaídas.

Los efectos de las aceleraciones sobre el organismo humano están en función de la duración de las mismas, de su intensidad y de la dirección en la que actúan sobre el organismo humano.

a. <u>Duración de las aceleraciones</u>

Actualmente, se clasifican en aceleraciones de larga duración y de corta duración, según sea esta sea mayor o menor de n segundo. Esta clasificación tiene importancia práctica, pues múltiples aceleraciones de corta duración pueden producir lesiones de todo tipo según el área del cuerpo sobre la que actúen, mientras que las de larga duración se traducen en cambios fisiológicos, aunque si son intensas los efectos pueden ser irreversibles y fatales.

La tolerancia a una determinada intensidad de aceleración es mayor cuanto menor sea la duración de la misma; así mismo el grado de sujeción del sujeto y la dirección en que la fuerza actúa sobre el individuo condicionan el grado de tolerancia.

El término de aceleración sostenida es aplicada cuando ésta es mantenida más de 15 segundos, lo que requiere una serie de medidas de protección activas y pasivas de los sujetos expuestos a ellas.

b. <u>Intensidad de las aceleraciones</u>

Se expresa en múltiplos de la aceleración de la gravedad (G). Cuanto mayor sea la intensidad de las aceleraciones más severos son sus efectos sobre el organismo humano, aunque el tipo y magnitud de estos efectos están relacionados con la dirección en la que actúan las fuerzas acelerativas y con la duración de las mismas.

c. <u>Rapidez de comienzo</u>

La tolerancia a una determinada intensidad de aceleración mantenida durante un tiempo fijo dependerá del tiempo empleado en alcanzar ese nivel de aceleración.

Según el incremento de las aceleraciones sea inferior o superior a 1 G/seg., éstas se clasifican en aceleraciones de comienzo gradual y rápido, respectivamente. Estas últimas son mucho peor toleradas por el organismo del piloto, por no dar tiempo a la puesta de marcha de los reflejos cardiovasculares destinados a redistribuir el volumen sanguíneo y aumentar la presión arterial.

d. Dirección de las aceleraciones.

Los efectos de las mismas sobre el organismo humano van a ser muy distintos según el sentido en que actúen sobre él.

Cuando ésta actúa longitudinalmente a lo largo del eje del cuerpo del individuo, en sentido cráneo caudal, hablamos de aceleraciones positivas (+Gz), y de negativas (-Gz) cuando actúa en sentido contrario. En las aceleraciones transversas (Gx) la fuerza de inercia actúa transversalmente de forma perpendicular el eje del individuo, hablándose de aceleraciones transversas positivas cuando el vector de inercia resultante tiene dirección antero posterior (+Gx) y transversas negativas cuando su dirección es posteroanterior (-Gx). En las aceleraciones laterales la fuerza de inercia actúa perpendicularmente al eje longitudinal del individuo de la izquierda a derecha en caso de las negativas (-Gy) y de derecha a izquierda en caso de positivas (+Gy).

4.4.2 Efectos de las aceleraciones

4.4.2.1 Efectos de las positivas (+Gz) mantenidas.

a. <u>Aumento del peso corporal. Limitación de lo movilidad.</u>

El peso de un individuo está en relación directa con la aceleración a la que se encuentre sometido (peso = masa x aceleración), lo cual significa que todas las aceleraciones se traducirán en una variación proporcional del peso corporal.

Un individuo sometido a la aceleración de la gravedad pesa 70 Kg., al someterse a una aceleración ocho veces mayor, su peso aumenta a 560 kg.

Es frecuente la aparición de petequias en antebrazo, tronco, abdomen y extremidades inferiores tras la exposición a más de + 4 Gz.

b. <u>Efectos visuales.</u>

Por defecto de la fuerza de inercia, en el curso de las aceleraciones positivas, se produce un desplazamiento de sangre y líquidos corporales hacia compromiso el riego de las altas, en especial del cerebro y de los ojos. En el caso de éstos, la presión arterial dentro del globo ocular es de unos 20 mmHg y niveles inferiores implicarían pérdida de la visión. Cuando la intensidad de la aceleración aumenta paulativamente, al llegar a 4 o 4.5 Gz se produce una reducción concéntrica de los campos visuales por disminución de la perfusión periférica de la retina, con visión central borrosa, lo que se conoce como visión gris (greyout), y si el nivel de aceleración continúa aumentando, +0.5 a 1 Gz, pasará a pérdida total de la visión negra (blackout) por falta de perfusión de la arteria central de la retina.

    c. <u>Efectos neurológicos</u>

Como consecuencia de la disminución del riego cerebral el hombre sometido a fuerzas +G, puede llegar a la pérdida de conocimiento, siendo frecuentes las convulsiones por isquemia cerebral. Una vez restaurado el flujo sanguíneo cerebral tras cesar las fuerzas +Gz la recuperación del conocimiento se retrasa 10-23 segundos, durante los cuales el individuo permanece confuso, pudiendo presentar amnesia retrógrada, no recordando el episodio de pérdida de conocimiento, hasta a veces durante más de un minuto.

    d. <u>Efectos cardiovasculares</u>

Se produce una taquicardia, en general proporcional a la intensidad y duración de la aceleración, pudiéndose llegar a 180 lat/min. A esta taquicardia contribuyen factores psicológicos, como lo demuestra la aparición de la misma antes de someterse a altas aceleraciones, así como las maniobras de contracción muscular realizadas para aumentar la tolerancia a las mismas.

Son frecuentes las arritmias, especialmente en la última fase y en los picos más altos de un periodo de aceleración. Los extrasístoles ventriculares son las más frecuentes siendo el resto de las arritmias así como las alteraciones de la conducción excepcionales.

Como consecuencia del desplazamiento caudal de la sangre por acción de las fuerzas +G, la presión de los vasos situados por debajo del corazón aumenta tanto más cuanto más distancia de éste se realice la medida. Por el contrario, por encima del corazón se produce un descenso de la presión arterial que es responsable de las alteraciones visuales y cerebrales ya descritas.

e. Efectos pleuropulmonares

Las aceleraciones positivas producen aumento del gradiente de presión negativa existente a nivel pleural, siendo más alta en su parte superior.

Como consecuencia de las fuerzas +Gz la sangre se va a desplazar a la parte inferior de los pulmones, deforma que los alvéolos de estas zonas van a estar muy prefundidos y mal ventilados debido al cierre de los bronquíolos terminales por la compresión de los mismos por el aumento de peso del parénquima superior. El oxígeno atrapado en estos alvéolos inferiores difunde a la sangre venosa siguiendo gradientes de presión, estableciéndose un shunt derecha-izquierda con disminución importante de la oxigenación de la sangre arterial sistémica, contribuyendo a la hipoxia cerebral.

4.4.2.2 Efectos de las aceleraciones longitudinales negativas (-Gz).

Se produce un desplazamiento de la sangre hacia la cabeza, con aumento de la presión arterial y venosa por encima del corazón. El aumento intracraneal de la presión venosa se neutraliza por el aumento simultáneo de la presión de líquido cefalorraquídeo; sin embargo, a nivel de los vasos extracraneales, y principalmente del ojo, pueden producirse roturas con hemorragia. Se considera que el límite máximo de tolerancia humana es de –3Gz, ya que exposiciones de más de un segundo a esta intensidad de aceleración producen presiones venosas de 100 mmHg con cefalea intensa y hemorragias conjuntivales.

El aumento de presión arterial a nivel de la carótida produce estimulación del seno carotídeo que por vía vagal induce arritmias cardiacas, principalmente bradicardia sinusal, pudiéndose producir bloqueo sinusal, extrasístoles ventriculares y hasta paro cardiaco.

4.4.2.3 Aceleraciones transversales (Gx)

Efectos de +Gx

Los efectos fisiopatológicos son mucho más discretos que los ocasionados por las Gz.

Entre los efectos podemos citar un dificultad creciente para mover los miembros y la cabeza que llega a ser máxima al alcanzar los +8 o + 9Gx, aunque los movimientos finos de la muñeca y dedos se mantienen incluso a 15 Gx, y la aparición de hemorragias petequiales en las regiones posteriores y zonas sin apoyo. En cualquier caso, las alteraciones más notables producidas por las aceleraciones +Gx, se dan a nivel respiratorio. Comienzan con una dificultad respiratoria y un dolor sordo en tercio inferior del esternón que se incrementan según aumenta la aceleración. La capacidad inspiratoria y el volumen de reserva espiratorio, y por tanto la capacidad vital, disminuyen debido al aumento del peso del contenido abdominal que desplaza el diafragma.

Efectos de (-Gx).

En un sujeto sentado las fuerzas de inercia desplazarán la sangre hacia miembros y cabeza ocasionando hemorragias petequiales y dolor en las regiones más distales.

En el sujeto en decúbito prono aparecerá dificultad respiratoria, goteo nasal, salivación, protusión de párpados y hemorragias petequiales.

4.4.2.4 Aceleraciones laterales (Gy)

Estas aceleraciones son mejor toleradas que las Gz pero peor que las transversales. Se produce un desplazamiento lateral de los órganos internos afectando fundamentalmente al mediastino provocando alteración de la ventilación y perfusión pulmonares.

4.5 *Cinetosis:*

Náuseas, vómitos y síntomas relacionados producidos por aceleración y desaceleración lineal y angular repetitivas.

La cinetosis debida a viajes por mar, aire, coche, tren o atracciones y el síndrome de adaptación espacial son formas específicas de esta entidad.

4.5.1 Etiología

La estimulación excesiva del aparato vestibular por el movimiento es la causa primaria. La susceptibilidad individual es muy variable. Las vías aferentes desde el laberinto al centro del vómito en la médula no están bien definidas, pero la cinetosis sólo aparece cuando el VIII par craneal y los tractos vestíbulo-cerebelosos están intactos. Los estímulos visuales (p. ej., un horizonte en movimiento), la mala ventilación (humos, monóxido de carbono, vapor) y los factores emocionales (p. ej., miedo, ansiedad) actúan junto con el movimiento para precipitar un ataque.

En el **síndrome de adaptación espacial** (cinetosis durante un viaje por el espacio), la ingravidez (gravedad cero) es un factor etiológico. Este síndrome reduce el rendimiento de los astronautas durante los primeros días de vuelo espacial, pero se produce la adaptación a los pocos días.

4.5.3 Síntomas y signos.

Las náuseas y vómitos cíclicos son característicos. Pueden estar precedidos de bostezos, hiperventilación, salivación, palidez, sudación fría abundante y somnolencia. También puede presentarse aerofagia, vértigo, cefalea, malestar general y fatiga. Cuando aparecen las náuseas y vómitos, el paciente se encuentra débil y es incapaz de concentrarse. Con la exposición prolongada al movimiento, el paciente se puede adaptar y recuperar el bienestar. No obstante, los síntomas pueden recidivar si aumenta el movimiento o se reanuda tras una parada breve.

La cinetosis prolongada con vómitos puede provocar hipotensión arterial, deshidratación, inanición y depresión. La cinetosis puede ser una complicación grave en pacientes con otras enfermedades.

4.5.4 Profilaxis y tratamiento.

La profilaxis es el mejor tratamiento. Cuando no se puede evitar el movimiento, las personas susceptibles pueden reducir la exposición colocándose en la zona de menor movimiento (en la mitad de un barco cerca del nivel del agua, sobre las alas en los aviones). Lo mejor es la posición en decúbito supino o semirecostado con la cabeza bien apoyada. Se debe evitar la lectura. El mantenimiento del eje de visión con un ángulo de 45° por encima del horizonte reduce la susceptibilidad. Para algunas personas es útil evitar fijar la vista sobre las olas u otros objetos en movimiento. En un barco es importante un camarote bien ventilado, así como salir a la cubierta para respirar aire fresco. El exceso de alcohol o comida antes del viaje o durante el mismo aumenta la probabilidad de cinetosis. Se deben consumir cantidades pequeñas de líquidos y comidas sencillas con frecuencia durante un viaje prolongado, aunque si se trata de un viaje corto en avión es preciso evitar los líquidos y sólidos. En el síndrome de adaptación espacial se debe evitar el movimiento, que empeora los síntomas.

Se pueden administrar fármacos profilácticos antes de que aparezcan las náuseas y los vómitos. Las personas susceptibles deben tomar 1 h antes de la salida dimenhidrinato, difenhidramina, meclizina o ciclizina a dosis 50 mg v.o., 25mg de prometazina v.o., 5 a 10 mg de diazepam v.o. o 0,6 mg de escopolamina v.o. (cuando sea posible) para reducir los síntomas GI por estimulación vagal. Sin embargo, todos estos fármacos, excepto el diazepam, son anticolinérgicos y producen efectos adversos, en especial en los ancianos. Un parche cutáneo puede liberar una cantidad más pequeña de escopolamina, se aplica 4 h antes de la salida y libera 0,5 mg durante 3 d. Si los factores emocionales son significativos, se puede administrar fenobarbital a dosis de 15 a 30mg v.o. 1h antes de la partida.

Todas estas dosis se deben ajustar adecuadamente cuando el viaje sea muy prolongado. Si se producen vómitos los fármacos se deben administrar por vía rectal o parenteral, para que sean efectivos. Si el vómito es prolongado, puede ser necesario administrar líquidos y electrólitos por vía intravenosa para reposición y mantenimiento.

4.6 Efectos del ruido: pérdida de audición:

El ser humano capta frecuencias entre 16.000 y 20.000 Hz., usando para la comunicación oral frecuencias desde 500 a 3.000 Hz.

Se define el ruido como un sonido no deseado.

De todos los producidos en las ambulancias terrestres, la sirena es la que más influye en los enfermos. Induce fenómenos de ansiedad y miedo, que requieren apoyo psicológico e incluso sedación.

Por otro lado, el nivel de ruido en un helicóptero es alto, de 80 a 110 db, lo que dificulta la realización de determinadas técnicas exploratorias como la auscultación y toma de tensión arterial. La exposición a ruidos desagradables provoca también sensación de disconfort, fatiga auditiva e interferencia en la comunicación y puede obligar a la protección del paciente con auriculares.

Debemos tener presente los cambios de temperatura que pueden producirse durante el vuelo, especialmente en neonatos, quemados, aunque también en pacientes cardiacos y de otras patologías.

Evidentemente, como en los vehículos terrestres, la aeronave ha de contar con la preinstalación necesaria que permita el uso de incubadora.

De forma resumida se enumeran los diferentes efectos que provoca el ruido en el tripulante aéreo:

a) Pérdida de la capacidad auditiva: Pitidos, zumbidos e hipoacusia.
- La primeras frecuencias que se alteran son de 3.000 a 6.000 Hz., sobre todo las de 4.000 Hz. (El ruido inferior a 80 dB se considera permisible).
- Cuando se agrava la exposición se altera la frecuencia conversacional: 500-2.000 Hz.

b) Otros efectos del ruido
- Fatiga.
- Irritabilidad.
- Aumento carga de trabajo.
- Alarga el tiempo de respuesta.
- Disminuye el nivel de alerta.
- Capacidad de maniobra negativa.
  (Todo se agrava con el calor, hipoxia y vibraciones).

Factores que influyen negativamente:

- Intensidad superior a 80 dB. (Daño coclear).
- Frecuencia: Peor las frecuencias altas.
- Tiempo de exposición.
- Tapones cerumen, rotura timpánica, otosclerosis, etc. (Sordera conducción).
- Trastornos Oído interno o en la conducción nerviosa hasta el SNC. (Sordera percepción).

Diferentes fuentes de ruido en Aviación:

1. Hélices: Predominan los ruidos de baja frecuencia.
2. Helicópteros: Ruido de mayor intensidad y frecuencia mayor que las hélices.

3. Aviones a reacción: Nos afecta mucho más en la gama de 500 a 4000 Hz.
4. Equipos de ayuda en tierra: Abarcan frecuencias a intensidades de 90-120 dB.

Prevención de los efectos del ruido:

- Disminuir el nivel de ruido.
- Atenuar la propagación.
- Alejamiento de la fuente de ruido.
- Orejeras (casco). Protegen de las frecuencias más bajas.
- Tapones de oídos: Atenúan de 20-25 dB en las frecuencias de 300 a 4000Hz.
- Combinando tapones más cascos disminuimos de 30-35 dB en frecuencias de 300-4000 Hz.
- No sobrepasar más de 8 horas a niveles superiores de 84 dB.

4.7 *Efectos de las vibraciones:*

Constituyen una forma de energía convertible en el ser vivo en fuerza mecánica, presión ó calor. Según la forma de transmisión, pueden ser:

- Vibraciones mecánicas o trepidaciones, si se transmiten por contacto directo en forma de choques repetidos. Oscilan entre los 4 y 12 Hz., son las más nocivas, y pueden llegar a producir incluso roturas a nivel micro vascular que en politraumatizados y en situaciones de shock pueden aumentar el riesgo de hemorragias.

- Vibraciones acústicas, si se transmiten indirectamente por un medio elástico.

Se considera que las vibraciones son biológicamente peligrosas cuando su frecuencia se sitúa entre 4 y 12 Hz. A niveles menores, pueden producir efectos indeseables, como dolores articulares y ansiedad. Es un factor más a tener en cuenta en el transporte de pacientes. Algunos de los síntomas descritos inducidos por este tipo de vibraciones son dolor torácico al ventilar, dolor abdominal, dolor mandibular, dolor lumbosacro, tenesmo rectal y vesical, discreta disartria y cefalea.

Las vibraciones que se producen en medios aéreos son de alta frecuencia y por tanto sobrepasan el intervalo más nocivo de amplitud (4-12 Hz), que es en el que se originan fenómenos de resonancia en órganos. Los helicópteros con dos palas producen vibraciones de 18 Hz, llegando a 28 Hz los que tienen tres palas. Las frecuencias producidas por los aviones son aún más altas.

Son factor más a tener en cuenta, ya que las vibraciones se transmitirán fácilmente a la camilla y al propio enfermo, aumentadas en dos ó tres veces. Por eso es de importancia el diseño y aislamiento mecánico que tienen las plataformas de las camillas. En cuanto a la elección de la aeronave, en el caso de los helicópteros, siempre será mejor la elección de un rotor principal con más de dos palas, ya que los de sólo dos palas, aumentan el nivel de vibraciones. **5**

4.8 Aspectos médicos de la navegación aérea y los viajes al extranjero:

4.8.1 Navegación aérea

La navegación aérea moderna impone riesgos médicos y medioambientales poco frecuentes pero importantes. Para las personas que viven cerca de aeropuertos grandes, el ruido y la polución ambiental intensa pueden agravar diferentes estados físicos y psicológicos. Los médicos de comunidades rurales deben conocer las manifestaciones tóxicas de los químicos utilizados mediante distribución aérea, que puede contaminar accidentalmente a los agricultores o a las personas de regiones cercanas. Las instalaciones cercanas a los aeropuertos deben estar preparadas para el tratamiento inicial de traumatismos y quemaduras graves en las víctimas de accidentes aéreos.

Los viajes en avión pueden producir o empeorar ciertos trastornos. Existen algunas patologías que suponen una contraindicación absoluta para los viajes en avión, que los pacientes deben conocer y tomar precauciones. Puede ser necesaria la colaboración de un médico durante un vuelo para atender un caso grave. Todos los aviones comerciales para vuelos internos en Estados Unidos están dotados de equipos de primeros auxilios.

4.8.2 Efectos fisiológicos:

Cambios en la presión barométrica. Algunos aviones de pequeño tamaño, que suelen volar a menos de 3.000 m de altura, no están presurizados. En los aviones modernos a reacción, la presión en la cabina es equivalente a la presión atmosférica entre 1.500 y 2.500 m, independientemente de la altitud. Con esta presión, el aire libre se expande un 25% en las cavidades corporales, lo que puede

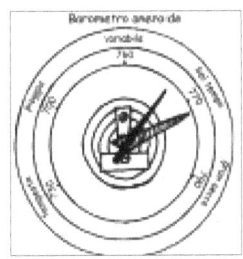

empeorar ciertas enfermedades. La inflamación o alergia del tracto respiratorio superior puede producir una obstrucción de las trompas de Eustaquio y de la salida de los senos paranasales, con producción de una barotitis media o barosinusitis. Puede aparecer dolor facial o dental con los cambios en la presión atmosférica. El bostezo frecuente o el acto de tragar con la nariz tapada durante el descenso, el uso de nebulizadores descongestionantes nasales o el uso de antihistamínicos antes o durante el vuelo previenen o mejora estos trastornos
.

Los niños son más susceptibles a la barotitis media y deben recibir alimentación o líquidos durante el descenso para estimular la deglución. La pérdida brusca accidental de la presión en cabina, que ocurre en ocasiones, puede provocar problemas adicionales.
Los viajes aéreos están contraindicados en pacientes que tienen o puedan tener neumotórax (p. ej., con bullas o cavidades pulmonares de gran tamaño) y en aquellos con atrapamiento de aire o gas (p. ej., incarceración intestinal, cirugía torácica o abdominal reciente [menos de 10 d], o inyección de gas intraocular), porque incluso una expansión leve puede producir dolor o presión en los tejidos. Los pacientes portadores de colostomía deben usar una bolsa de tamaño grande, ya que se suele producir una cantidad de heces más elevada.

Disminución de la tensión de oxígeno. La presión en la cabina equivale a la presión a 2.500 m que produce una Pa_{O2} de 70 mmHg. bien tolerada por los viajeros sanos. En general, cualquiera que pueda caminar 50 m o subir un tramo de escaleras y con enfermedad estable puede tolerar las condiciones de cabina normales sin necesidad de oxígeno adicional. Sin embargo, pueden surgir problemas en pacientes con enfermedad pulmonar moderada o grave (p. ej., asma, enfisema, fibrosis quística), insuficiencia cardiaca, anemia con Hto <8,5 g/Dl., angina de pecho grave, anemia de células falciformes (pero no el carácter) y algunas cardiopatías congénitas. Estos pacientes pueden viajar con seguridad con un equipo de oxigenoterapia continua, que puede ser suministrado por la compañía aérea previo aviso con 72 h de antelación. Los pacientes con IAM pueden volar en cuanto se encuentren estables, entre 10 y 14 d después del episodio. Durante los vuelos de larga duración se produce un ligero edema del tobillo debido a estancamiento venoso y no se debe confundir con la insuficiencia cardiaca. Fumar puede empeorar la hipoxia leve, por lo que se debe evitar antes del vuelo. La hipoxia y la fatiga pueden aumentar los efectos del alcohol.

Turbulencia. La turbulencia puede producir enfermedad aérea o lesión. Los pasajeros deben mantener abrochados los cinturones de seguridad durante todo el viaje, mientras están sentados.

Disritmia circadiana (*jet lag*, descompensación horaria). Los viajes rápidos a través de múltiples regiones horarias altera el ritmo circadiano normal. Debido a que la luz del sol ajusta el reloj interno, la exposición a la luz brillante del atardecer retrasa el momento normal del sueño, y la luz del amanecer avanza el reloj biológico (el momento de dormir es más temprano de lo normal). La melatonina, una hormona segregada por la glándula pineal, produce una sugestión de tiempo nocturno Si una persona viaja hacia el este atravesando varias zonas horarias y toma entre 0,5 y 5 mg de melatonina en la tarde de la llegada a su destino, su momento de dormir puede ser más temprano. La efectividad de la melatonina depende de la coordinación de su administración con el patrón horario del destino.

Algunos regímenes terapéuticos se deben modificar para compensar la disritmia circadiana; así, puede ser necesario modificar la dosis y el momento de administración de insulina dependiendo del número de zonas horarias atravesadas, el tiempo de permanencia en cada destino, la alimentación y la actividad, por lo que se debe determinar el nivel de glucemia con frecuencia. Los regímenes pueden requerir modificación en función del tiempo ahorrado en lugar del tiempo local.

Presión psicológica. El miedo y la claustrofobia a volar son psicológicos y no están influidos por la razón. La hipnosis y la modificación conductual consiguen reducir el miedo a volar en algunas personas. Los pasajeros miedosos se pueden beneficiar de una sedación leve antes del vuelo y durante el mismo. La hiperventilación suele simular una cardiopatía y puede producir síntomas similares a la tetania o alteración del nivel de conciencia. Las tendencias psicóticas pueden agudizarse y empeorar durante un vuelo. Los pacientes con tendencias violentas o imprevisibles deben estar acompañados y recibir una sedación adecuada.

Precauciones.

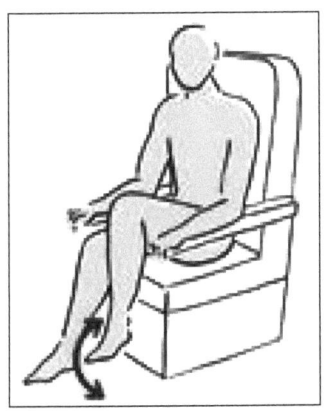

En cualquier persona que esté sentada durante un tiempo prolongado se puede producir una tromboflebitis, especialmente en embarazadas y pacientes con trastornos venosos, y puede evolucionar hacia un embolismo pulmonar. Se recomiendan paseos frecuentes (cada 1 a 2 h) alrededor de la cabina y ejercicios de movilización e isométricos mientras se permanece sentado.

Puede producirse una deshidratación por la baja humedad de la cabina, que se puede evitar mediante ingesta adecuada de líquidos y la prohibición de consumo del alcohol. Los portadores de lentes de contacto deben usar lágrimas artificiales con frecuencia para evitar la irritación corneal debida a la baja humedad de la cabina.

Las enfermedades de declaración obligatoria pueden poner en peligro a los pasajeros de un avión muy lleno. Las normas internacionales de vacunación cambian con frecuencia, por lo que se debe obtener información actualizada en los departamentos de salud responsables.

Los viajeros deben llevar su medicación habitual para mantener el tratamiento en caso de pérdida del equipaje, retraso en la llegada, robo en hoteles o inexistencia en el destino. Los pacientes que necesitan cantidades inusuales de narcóticos o cualquier otra medicación deben llevar un certificado médico para evitar complicaciones aduaneras o de seguridad. Se debe llevar un informe médico detallado de la enfermedad o las enfermedades del paciente (incluyendo un ECG). Los pacientes con enfermedades incapacitantes (p.ej. epilepsia) o con enfermedad crónica deben llevar un brazalete o cadena cervical de identificación. Se recomienda hacerse una revisión dental previa, así como llevar gafas de repuesto y pilas para los audífonos.

Las lesiones maxilofaciales inmovilizadas con alambres fijos, a menos que dispongan de un sistema de liberación rápida, son una contraindicación para los viajes aéreos porque la enfermedad aérea puede producir aspiración del vómito.

Los nuevos modelos de marcapasos están protegidos frente a las interferencias con los sistemas de seguridad. El contenido metálico de los marcapasos o prótesis y ortesis ortopédicas puede activar la alarma de seguridad, por lo que se recomienda llevar un certificado médico para evitar problemas de seguridad.

El embarazo no complicado hasta la 36 semana no es una contraindicación para los viajes en avión; las embarazadas de alto riesgo deben ser evaluadas de forma individual. El vuelo durante el noveno mes suele precisar un informe médico favorable fechado menos de 72 h antes de la salida e indicando la fecha probable del parto. La mujer embarazada debe ajustarse el cinturón de seguridad por debajo del abdomen, a la altura de las caderas. Presentan un riesgo de tromboflebitis más elevado.

No se permite volar a los niños menores de 7 días de edad. Para los niños con enfermedades crónicas (p.ej, cardiopatía congénita, enfermedad pulmonar crónica, anemia) se aplican las mismas precauciones que en los adultos.

Con aviso previo, las compañías aéreas hacen esfuerzos razonables para acomodar a los pacientes discapacitados, incluyendo los que necesitan sillas de ruedas o camillas. Si el paciente no se puede acomodar en un vuelo comercial, es necesario un servicio de ambulancia aérea. Algunas compañías aceptan pacientes que requieren un equipamiento especial (p. ej, líquidos intravenosos, respiradores), siempre que estén acompañados por personal adecuado y se avise con antelación. Si se solicita con tiempo, se pueden conseguir comidas especiales, como dietas para diabéticos, bajas en sodio o bajas en grasa.

Se puede obtener más información sobre los viajes en avión a través del departamento médico de las principales compañías aéreas. Las necesidades especiales (p.ej. oxígeno, silla de ruedas) se pueden conseguir en los mostradores de reservas regulares, pero suele ser obligatorio hacerlo con 72 h de antelación.

4.8.3 Viajes al extranjero

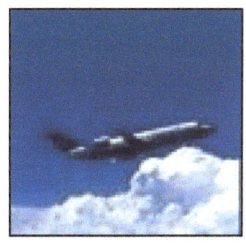

Aproximadamente 1 de cada 30 personas que viajan al extranjero necesita una atención urgente. Caer enfermo en un país extranjero puede conllevar numerosas complicaciones. Muchos sistemas de seguros sanitarios no son válidos en países extranjeros y los hospitales de algunos países solicitan un depósito previo en metálico, independientemente de la existencia de un seguro. Se pueden contratar seguros de viaje, incluso aquellos que incluyen una evacuación urgente, en las agencias de viaje y también los ofrecen algunas de las principales compañías de tarjetas de crédito. En algunas organizaciones existen listas de médicos de países extranjeros que hablan inglés. Los consulados pueden ayudar a conseguir servicios sanitarios de urgencia. La *International Travel Health Guide* de SR Rose es una guía completa para viajar por el extranjero, actualizada anualmente. La información sobre los riesgos de los viajes al extranjero está disponible las 24 h del día en el U.S. State Department Citizen's Emergency Center (http://travel.state.gov).

El viaje a los países en desarrollo puede ser peligroso. Los accidentes de vehículos a motor, en especial por la noche, y la sumersión suelen ser las causas principales de lesiones y muerte. Los síntomas GI son un problema frecuente en los viajeros. Sólo se deben consumir líquidos hervidos, embotellados o carbonatados; esta precaución reduce el riesgo de enfermedades transmitidas por el agua. No se deben ingerir cubitos de hielo ni agua de fuentes en ninguna cantidad (p.ej., durante la ducha o al lavarse los dientes). Sólo se deben ingerir alimentos cocinados por encima de 70 ºC. Se puede contraer una enfermedad por ensaladas, productos lácteos y mariscos. Es muy importante mantener las condiciones de limpieza al preparar los alimentos.

Muchos países tienen normas de vacunación específicas, algunas de las cuales se deben realizar semanas o meses antes de la salida. La vacunación actualizada, necesidades de quimioprofilaxis e información general sobre el viaje se puede obtener en los Centers for Disease Control and Prevention, Traveler's Health Section (http//www.cdc.gov/travel).

Algunas enfermedades se manifiestan varios meses después de volver al país de origen, por lo que es útil realizar una anamnesis sobre los riesgos de exposición durante el viaje en los pacientes que acuden con una enfermedad inexplicable. Las enfermedades graves adquiridas durante un viaje más frecuente son la malaria, la hepatitis A y B, la fiebre tifoidea, las enfermedades de transmisión sexual (incluyendo infección por VIH, la amebiasis, la poliomielitis (v. Enfermedades por enterovirus, y la meningitis, dependiendo del país visitado).

CAPITULO 5.- MATERIAL:

5.1 *Material propio aeronáutico:*

5.1.1 Equipo personal y uniformidad de vuelo:

Durante el vuelo se debe y se tiene que usar la equipación de vuelo que con su larga y gran experiencia han diseñado las FAS para sus tripulantes, puesto que también forma parte del éxito en todas las actividades aeronáuticas.

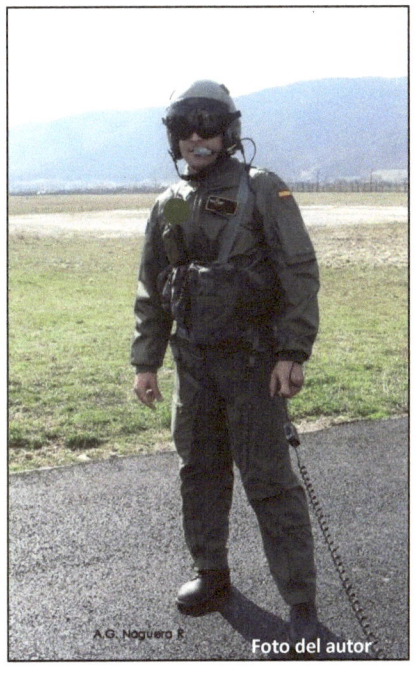
Foto del autor

El calzado, mono, guantes y ropa de abrigo, proporcionan comodidad durante el trabajo y evitan posibles lesiones en caso de accidente.

Las botas bien ajustadas a las piernas no se salen del pie al sufrir un impacto, cosa que siempre ocurre con los zapatos. Si se tratade caminar, soportar frío y humedad además de terreno difícil, sólo las botas pueden ayudar.

El mono, cazadora y guantes ignífugos, son la única protección con que cuenta el tripulante para defenderse del fuego en caso de accidente. Por ello, es conveniente llevar las mangas bajadas en todo momento y proteger la mayor superficie corporal posible.

Los guantes, normalmente de piel evitarán la rápida formación de ampollas y rozaduras que tendría que soportar una persona no acostumbrada a las actividades que conlleva la supervivencia.

A ser posible la cazadora y el mono de vuelo debieran

ser de un color que contraste con el general que domine el terreno en el que nos vamos a desenvolver para llamar la atención de los rescatadores. En el Ejército del Aire, el forro interior de las cazadoras de vuelo es, por este motivo, de color naranja.

Debe tenerse siempre presente las variaciones climatológicas u orográficas que se supongan a lo largo de la ruta a volar. En un día de primavera podemos disfrutar de una temperatura de 15º en el momento del prevuelo cuando a muy pocas millas del aeródromo, la temperatura en la montaña ronda el 0º. Por lo tanto no importa que llevemos ropa en exceso o disponible en la bolsa de vuelo.

5.1.2 Equipo de supervivencia en tierra, mar y específico para otras actuaciones:

En los chalecos de supervivencia y porta elementos debe haber una serie de material necesario para su uso en el desarrollo normal de la misión o en caso de emergencia:

1. Lámina cobertora:

Lámina metálica muy flexible de unos 2x2 m.

Se utiliza básicamente para protegerse tanto del frío como del calor envolviéndose en ella. La cara de color blanco metálico, repele el calor exterior y la otra, de color dorado, hacer acopio de él trasmitiéndolo a la persona que está usándola.

Extendiéndola en un lugar visible del terreno y ofreciendo el apropiado contraste de color, es bastante visible desde el aire sobre todo en días soleados.

Es de fácil adquisición en farmacias.

2. Cuchillos, navajas: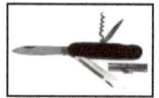

Las Fuerzas Aéreas equipan a sus tripulaciones con cuchillos tipo machete con diferentes filos o con navajas de varias hojas multiuso.

Su utilización es múltiple y no necesita explicación. Muchas situaciones reales han demostrado la gran necesidad de que forme parte del equipo individual de vuelo.

3. <u>Radiobalizas (Beacons):</u>

Ingenios que transmiten automáticamente, en grafía o en fonía una señal característica en frecuencia VHF y/o UHF; frecuencias de emergencia, 121.5, 243.0 u otras como 282.8.

Pueden activarse manualmente, por impacto o al contacto con el agua.

La propagación de la señal, por ser VHF o UHF, se realiza en línea recta y el alcance es teóricamente ilimitado dependiendo en realidad del grado de sensibilidad del receptor.

La transmisión en UHF tiene menos alcance que en VHF.

Se puede hacer Homing desde otro receptor puesto que un oscilador o generador de tonos modula la señal en automático, grafía o fonía.

La recepción de la señal de la baliza en el satélite SARSAT/COSPAS no es instantánea, se produce al coincidir el sobrevuelo de este sobre la baliza.

En la zona montañosa, la señal puede multiplicarse, de modo que una sola baliza puede recibirse como varias por el receptor de homing. Este fenómeno es más o menos corregido según el grado de selectividad del receptor de la aeronave.

Teniendo en cuenta las características de emisión, sería deseable realizar la búsqueda a la mayor altura posible teniendo en cuenta los imperativos de la misión a realizar.

Puntos a tener en cuenta para su uso:

Hay que planificar su tiempo de uso en función de la duración de la batería.

En la posición de transmisión, consume cuatro veces más energía que en la de recepción.

Si se sospecha que la búsqueda va a durar más de un día, se hará funcionar la baliza durante aproximadamente dos horas. Interrumpiendo y activando el funcionamiento en las siguientes horas con el fin de prolongar la duración de la batería.

A ser posible se hará coincidir la llamada con el sobrevuelo de una aeronave por la zona en que se hallen los supervivientes.

Debe evitarse el contacto con el agua, a pesar de que alguna de ellas puede sumergirse e incluso transmitir bajo el agua durante un corto período de tiempo.

Se intentará transmitir en la zona más elevada y despejada del terreno.

Durante su transmisión se mantendrá en posición vertical.

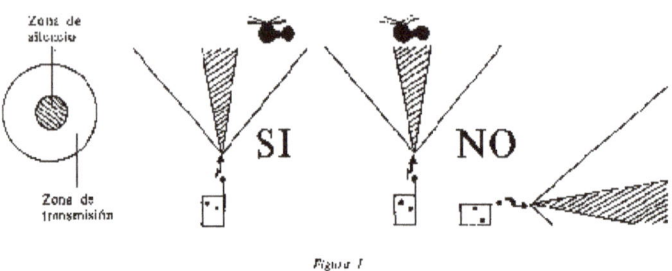

Figura 1

La figura describe las zonas de transmisión y silencio, y el modo de orientar la antena con respecto al avión o helicóptero o posible receptor.

Es básico revisar y mantener las baterías dando el máximo nivel de carga en los períodos de inactividad en la aeronave o lugar de almacenamiento. Algunos modelos de baliza transmiten además de la señal ululante, una serie de números y letras que sólo corresponden a una baliza específica. Así ocurre con los barcos e la flota pesquera española.

4. Espejo de señales:

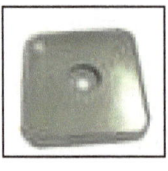

Aunque cualquier espejo puede valer para hacerse notar, existe uno construido específicamente para llamar la atención del personal de rescate u otras personas tanto desde el aire como desde tierra.

Está fabricado con materiales más resistentes que uno normal de vidrio y es de tamaño bolsillo para poder ser guardado en el chaleco salvavidas o portaelementos.

Funciona orientando el haz luminoso reflejado del sol hacia el avión, helicóptero, barco o personas a las que se pretende llamar la atención, mirando a través de un orifico que este tiene en el centro para que el atino sea mayor.

Se ha demostrado que en condiciones ideales este reflejo puede ser observado a distancias mayores de 100 Km., siendo éste uno de los mejores medios para hacerse localizar. También se puede usar con poca luminosidad solar y aunque no se tenga un objetivo a la vista, se debe hacer brillar aleatoriamente hacia el horizonte.

Se puede fabricar uno usando un trozo de plástico o metal pulido y aunque es de uso sencillo, debe practicarse con él sobre todo en el agua, ya que el movimiento del oleaje dificulta el manejo del espejo.

5. <u>Fumígenos:</u>

Son normalmente contenedores cilíndricos de diferente tamaño, duración y emisión de humo de distintos colores y que desuelen usar en embarcaciones, aeronaves, etc.

- Los colores más utilizados son: naranja, rojo, amarillo y blanco.

- Los hay dedicados al uso en el mar, tierra o la combinación de ambos. También existen modelos con dos funciones: fumígeno para luz diurna y bengala para nocturna.

- Se suelen activar por tirofricción mediante cable o anilla, o por percusión cuando se hace desde un lanzador específico.

- Algunos modelos emiten llamas que pueden producir incendios o quemaduras. Por lo tanto en caso de necesidad puede servir para iniciar un fuego o como arma defensiva.

- Su empleo depende básicamente de su duración. Dependiendo de la configuración del terreno, intensidad del viento, visibilidad reinante y posición del buscador con respecto a la altura del fumígeno.

- Para llamar la atención a una aeronave se tendrá siempre presente la zona muerta de visibilidad que afecta a todas las aeronaves.

- Como norma muy general, diremos que se observan desde unas 5 NM (9.200 m aprox.) volando a una altura de 500 ft.

- Debe observarse cuidadosamente la caducidad de este material, puesto que llegado este momento se convierte por sus propiedades de autoignición e inestabilidad en un explosivo potencial.

- Son de inútil resultado en horas nocturnas.

- De gran utilidad para indicar dirección e intensidad del viento a los helicópteros próximos a aterrizar.

6. <u>Bengalas</u>:

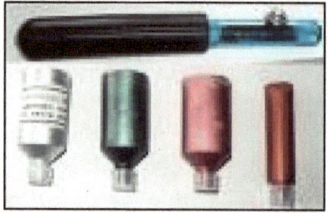

- Emisores de luz intensa naranja, roja, verde o blanca.

- Pueden activarse y mantenerse en tierra o lanzarse verticalmente con pistola o lanzador.

Existen bengalas combinadas con fumígenos o con láminas chaff para detección en el radar y también las hay para utilizar en el agua.

En función de su luminosidad son visibles en tierra, mar o aire durante la noche desde grandes distancias, llegando a superar los 50 Km., pero si no son de mucha intensidad difícilmente se ven con luz diurna. En horas de sol, si no hay otra alternativa, se lanzarán lo más cerca posible de la aeronave buscadora

Debido a su alta combustión y la temperatura que alcanzan, son un peligro potencial para las personas, vegetación y materiales o líquidos combustibles.

Es importante en el momento de su lanzamiento utilizar guantes y averiguar la dirección e intensidad del viento para prevenir quemaduras o incendios del terreno.

En caso de necesidad sirven para iniciar un fuego o como arma defensiva.

En el caso del lanzador de la imagen anterior, éste se usa enroscando los cabezales que aparecen bajo el disparador en su extremo distal azul y una vez enroscados, se tensiona el disparador con su percutor hacia atrás mediante un muelle que existe en el interior para finalmente volver a soltarlo, conseguir la percusión y disparo de la bengala hacia el exterior y arriba.

Se extremarán los cuidados en cuanto a almacenamiento, manejo y caducidad puesto que son más peligrosas que los fumígenos.

7. <u>Marcadores marinos</u>:

Aunque no formen parte del equipo de señalización de tierra, pueden ser útiles en alguna ocasión, como por ejemplo marcar un punto de interés sobre el agua como puede ser un náufrago, embarcación, etc. Ofrecen una mancha de color verde, rojo o amarillo sobre la superficie acuática visible desde lejos.

- Los polvos que contienen los sobres reaccionan también en agua dulce o nieve. Pueden utilizarse como marcador de posición o señales en lagos, ríos y nieve. Su duración depende del movimiento del agua. Utilizados en el agua producen una mancha de unos 6 m. de diámetro visible desde unas 6 NM a una altura de 3000 ft.

- Puesto que reaccionan químicamente no ofrecen peligro de combustión o explosión.

- Si el polvo apareciese apelmazado, se desmenuzará.

- Se evitará su uso para prácticas en caudales pequeños de agua, ríos, pantanos, etc.; puesto que su contaminación puede dañar la fauna o flora existentes.

8. Silbato:

Algunos equipos de supervivencia están equipados con silbatos normales.

Aunque su utilización directa es el uso en el mar, en tierra puede usarse para orientar, durante la noche, en la niebla o zonas boscosas, a los grupos de rescate o a integrantes del nuestro.

9. Bolsa calentadora: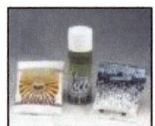

- Recipiente que contiene productos químicos que reaccionan al contacto con una cantidad determinada de agua resultando el calentamiento de la bolsa.
- Suele ser reutilizable un número determinado de veces.
- Al iniciarse su actividad puede llegar a los 90º de temperatura. Esa es la única precaución que debe tenerse al usarse.

10. Linterna estroboscópica:

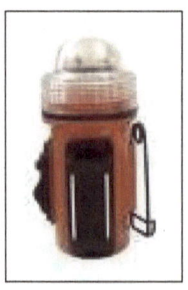

- Linterna que emite automáticamente destellos intensos de luz.
- Durante el día resulta menos eficaz, pero es un buen elemento de señalización durante la noche.

11. Balsas y chalecos salvavidas:

- Suelen ser de color naranja, rojo o amarillo. Su envoltura es también de estos colores.

- Son también otro medio auxiliar para la supervivencia y localización en tierra, señalización, abrigo, almacenamiento de agua, etc. Balsas y fundas tienen una aplicación muy similar a la de los paracaídas.

- Algunos chalecos están equipados con una luz de señalización y/o radiobaliza.

- Es muy importante efectuar las revisiones periódicas prescritas.

- El almacenamiento ordinario de este material, debe hacerse en un ambiente sin humedad a unos 26° y protegido de insectos, roedores, etc.

11 Raciones lanzables y de emergencias:

- Son cajas de cartón conteniendo alimentos que equipan la aeronave, para uso en situaciones de emergencia.

- Suelen contener alimentos enlatados de fácil conservación y de preparación rápida.

- Existen diferentes tamaños y modelos pero normalmente se confeccionan para alimentar a una persona durante tres días.

- Las balsas de salvamento se equipan con estas raciones en función del número de plazas.

- Sus envases pueden ser utilizados en otras aplicaciones.

Tabla de alcances visuales en millas náuticas (1 milla=1852 m):

EQUIPO	POSICIÓN DEL SOL				
	Contra Sol	Sol lateral	Hacia el sol	Cubierto	Noche
Balsa amarilla	1,9	1,4	1,1	1,0	-
Espejo de señales	6,3	7,0	4,8	-	-
Colorante	3,8	2,5	2,2	-	-
Bote de humo	8,3	7,4	7,1	6,3	-
Chaleco	0,2	0,18	0,16	0,15	-
Linterna chaleco	-	-	-	-	0,5
Linterna estroboscópica	-	-	-	-	3,2
Bengalas	2,0	1,8	-	-	17,5

5.2 Material sanitario en las aeroevacuaciones; descripción y uso:

Los progresos biotecnológicos han logrado el desarrollo de equipos de atención sanitaria en emergencias ligeros, pequeños y fiables, así como de fácil transporte, lo que nos permite utilizarlos en el mismo lugar del accidente y durante el traslado con mucha facilidad.

5.2.1 Condiciones que debe reunir cualquier material empleado en una aeroevacuación:

Condiciones básicas de una aeronave para uso sanitario:

Cualquier aeronave destinada para el transporte sanitario, ya sea avión o helicóptero, debe reunir una serie de condiciones básicas que describiremos a continuación:

a. Debe estar disponible en los periodos de activación determinados y cumplir los tiempos de reacción mínimos requeridos.

b. La cabina, lugar donde se va a desarrollar el trabajo del equipo sanitario, tiene que tener una amplitud mínima para poder desenvolverse con comodidad, de 50 cm. al menos a la cabecera del paciente, que nos permita en todo momento, el aislamiento de una vía aérea (intubación endotraqueal).

c. La aeronave, así mismo, debe disponer un volumen adicional extra de almacenamiento suficiente, para material y equipos; colchón de vacío, mochilas y maletines de asistencia, material de salvamento, equipo de oxigenoterapia, camillas, etc.

d. La cabina tiene que disponer de diferentes anclajes y sistemas de sujeción de todo aquello susceptible de moverse con cualquier movimiento brusco y poner en peligro al paciente, tripulantes y equipos.

e. Debe permitir el embarque y desembarque de pacientes de un modo cómodo:

    1. Puerta de acceso con dimensiones suficientes para admitir si fuera necesario, una camilla horizontal.

    2. Altura razonable. Nos referimos en este punto a la incomodidad del manejo de pacientes en estado grave cuando la aeronave tiene un acceso demasiado elevado. (El Superpuma es un poco alto para subir la camilla, sin embargo el Aviocar tiene un acceso óptimo).

    3. Ausencia de medianeras o resortes en la puerta.

    4. Rotor principal y sobre todo el de cola lo menos peligroso posible (sobreelevadores, carenados).

f. La calefacción debe permitir una subida de temperatura de 0 a 10ºC en 10 minutos (para casos de misiones en montaña, en el caso de helicópteros durante el invierno, al igual que como para traslados de diversas patologías).

g. Debe poseer iluminación interior suficiente e independiente, es decir, que el compartimiento en el que va el enfermo esté separado de la cabina para así no molestar en el caso de traslados nocturnos a los pilotos y poner así en peligro la seguridad en vuelo. Aquí está indicado el uso de luces frontales para el equipo sanitario, compatibles con el uso de gafas nocturnas usadas en el teatro de operaciones, como es en el caso de Afganistán.

h. Debe de poseer tomas de corriente en un número suficiente y compatible con los equipos que vamos a llevar:

      1. Monitores
      2. Incubadoras
      3. Aspiradores
      4. Respiradores

i. Así mismo debe poseer conexiones de comunicación interna suficientes par que todo el equipo de trabajo (tripulación) estén en contacto para cualquier posible adversidad que pudiera planteársenos en el vuelo, tanto en cuanto al paciente como al vuelo en sí. (Este punto es muy importante cuando se vuela con puertas abiertas por el elevado nivel de ruido que provoca el molesto rebufo del aire en el interior de la cabina.)

j. Si es posible, la aeronave debería estar presurizada. De todos es sabido lo mucho que pueden afectar los cambios de presión a una persona que de por sí y debido a la patología que presenta se encuentra debilitada. En este caso, los helicópteros, que no van presurizados, deben adaptar su línea de vuelo a la patología del paciente según las indicaciones del personal sanitario, ya que además de afectar al paciente, afecta a los equipos electrónicos y neumáticos.

Material sanitario empleado en Aeroevacuaciones:

Consideraciones a tener en cuenta:

a) Debe de ser el adecuado, tanto por sus características y prestaciones como proporcional al número de pacientes a atender, número que será acorde al mismo tiempo al personal disponible para atender dichas bajas, normalmente enfermero y médico, o a veces, un enfermero solo. Actualmente lo idóneo es llevar equipos SVA para atender 1 ó 2 bajas simultáneamente, como sucede dentro de la Operación ISAF, FINUL, etc. donde el helicóptero superpuma, por sus capacidades, lo permite. En la Operación ALTHEA, Sarajevo, por otro lado, la capacidad máxima de SVA en vuelo, se restringe a un paciente por las características de los Sikorsky S-76C, o UH-1H.

b) El material debe ser ligero y permitir el acomodamiento, movimiento y traslado de los pacientes hacia dentro, dentro y hacia fuera sin interrumpir el tratamiento.

c) Debe disponer de autonomía de funcionamiento suficiente.

d) No debe suponer riesgo, ni para el paciente ni para la aeronave, por sus características electromagnéticas o por su deficiente anclaje y/o sujeción a la aeronave.

e) Será lo más ligero posible para facilitar cualquier misión en las inmediaciones del helicóptero.

f) Hay que tener en cuenta lo variable de las condiciones meteorológicas y atmosféricas, para adaptar y supervisar el correcto funcionamiento de equipos. La medicación debe ser supervisada a menudo ya que es muy susceptible a los cambios de temperatura.

g) Las férulas neumáticas pueden ocasionar isquemias importantes si no se tiene la precaución de desinflarlas ligeramente. Se debe tener esto en cuenta con los tubos endotraqueales, que tienen a su vez un balón neumático para su fijación en la luz traqueal.

h) La utilización de oxígeno puede aumentar el riesgo de incendio. No se debe usar grasas ni medios de ignición en sus inmediaciones.

i) Los equipos eléctricos pueden originar interferencias con los sistemas de comunicación de la aeronave.

j) Los frascos de perfusión de "sueros" dan un débito muy inestable y pueden llegar a obstruirse debido a los cambios de presión.

k) Los globos de las sondas se deben rellenar con agua para evitar que los cambios de presión influyan en los mismos.

l) Finalmente, todos los equipos deben estar lo más próximo posible a la aeronave, conectados a la red eléctrica y en un lugar donde temperatura y humedad sean las adecuados para los mismos y además, para las mochilas y medicamentos. En caso de activación, la respuesta debe ser rápida y con las máximas garantías.

Material de Aeroevacuación estándar de un helicóptero.

Teniendo en cuenta que actualmente no existe una configuración oficial estandarizada para aeroevacuaciones (medevac), y que en los diferentes Teatros de Operaciones (TO) existen diferentes helicópteros desempeñando ese rol, dicha configuración se establece según las siguientes premisas:

a) Las características propias de la aeronave: Tamaño de la aeronave, autonomía, capacidades internas de anclaje y almacenamiento, número de camillas disponibles, asientos para los tripulantes, etc.

b) Las consideraciones particulares del equipo sanitario: idoneidad de equipos, tanto por cantidad y disposición como por el número de pacientes a los que van destinados, etc.

c) y otras generales dependientes de factores externos como son la meteorología, número de heridos a transportar, lugar del accidente, nivel de amenaza exterior, etc.

Teniendo en cuenta lo anterior, las diferentes configuraciones de los equipos y materiales que actualmente se usan lo suelen estar, en gran medida, como se describe a continuación:

Equipamiento:
A. Mochila de Soporte Vital Avanzado (SVA)

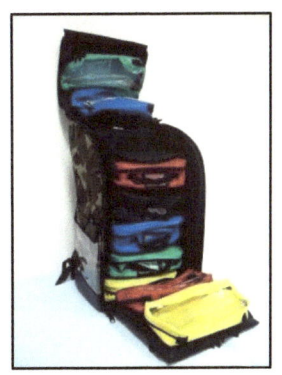

    a. Medicación parenteral y oral

    b. Material de Curas

    c. Respiratorio

    d. Circulatorio

B. Equipos electromedicina.

C. Oxígeno.

D. Mochila y/o bolsa traumatología:

E. Otros materiales:

- Camillas OTAN u otras específicas de la aeronave.
- Material para extricación. (Ferno-ked, camillas mar, montaña, cesta Willy Paug (Usados en unidades SAR).
- Cordajes, ganchos, escalas, etc.
- Correas sujeción, pulpos y argollas.
- Contenedores material bio-contagioso.

Configuración usada en la "Operación ALTHEA" durante el primer cuatrimestre del 2008.

DOTACIÓN MEDEVAC

- 1 Camilla Pala + 3 Cinturones + 4 Mosquetones Anclaje
- 1 Colchón de vacío + bomba de inflado.

- 1 Colcha termo aislante ORION
- 2 Manta de lana
- 1 Mochila mimetizada SVA + 2 Collarines cervicales multitalla.
- 1 Monitor de constantes PROPAQ LT
- 1 Desfibrilador AED 10 (o desfibrilador LAERDAL HEARTSTARF FR2+)
- 1 Aspirador portátil LAERDAL
- 1 Ventilador OXILOG 2000 + Tubuladuras + Adaptador SEO/OXYLOG
- 1 Botella Oxígeno 7kg -5,1l-1000
- 1 Botella Oxígeno 1,2 l-240 + Manorreductor VENTURI
- 1 Combitube
- 1 Inmovilizador de columna (M.E.D)
- 1 Juego de férulas neumáticas (Brazo+Pierna)
- 1 Contenedor agujas pequeño.
- 2 Fichas de aeroevacuación

* * * * * * *

A. <u>Mochila de Soporte Vital Avanzado</u>: (Sin especificar cantidades)

- Medicación oral

ANTIÁCIDOS DEF comp.
ANTIGRIPALES DEF comp.
ASPIRINA ® 500mg DEF comp.
CAPOTÉN® 50mg comp.
DIAZEPAN ®5mg DEF comp.
DIMENHIDRINATO DEF comp.
LOPERAMIDA 2mg DEF comp.
MAXIDEX ®COLIRIO
METAMIZOL MAGN. 500 mg cap.
NEOBRUFEN ®600 mg sob.
PARACETAMOL 500 mg cap.
POLARAMINE ®comp.
SOLUC. FISIOL. CINFA ®OFTALM. 5 ml
VENTOLÍN ®100 INHALADOR

- Material de curas

ALGODÓN COMPRIMIDO DEF 50gr
BETADINE ®UNIDOSIS 0,5gr
ESPARADRAPO HIPOALERG.5X2,5cm
ESPARADRAPO TELA 5X2,5cm
FIXOMULL® 10cm ROLLO
GASAS ESTÉR. E/5
MEDIPORE® 10X10cm
PINZA DE DISECCIÓN 14cm S/D
PINZA MOSQUITO CURVA 13cmS/D
PINZA MOSQUITO RECTA 13cmS/D
PORTA-AGUJAS MAYO HEDGAR 15cm
RASURADORA DESECHABLE ESTÉR.
SEDA TB-15 3/0 AG.CURVA TRIANG.
STERI-STRIP® 6mmX100mm
TIJERA RECTA 14cm C/P
VENDA ALMOHADILLADA 2,75X10 FAV.
VENDA ELÁSTICA CREPÉ 4mX7cm

- Vía aérea

CÁNULA GUEDEL CH-3 (MAYO)
ABREBOCAS PVC
AMBÚ MARK IV®+MASC. ADULTO+RESERVORIO
BOTELLA OXÍG.DESECH.OXY 70+MASC
CÁNULA GUEDEL CH-4 (MAYO)
CÁNULA GUEDEL CH-5 (MAYO)
COMBITUBE ®41 FR
GAFAS NASALES OXÍGENO
MASCARILLA LARÍNGEA Nº2,5
MASCARILLA LARÍNGEA Nº4
MASCARILLA LARÍNGEA Nº5
MASCARILLA OXIG. CON VASO NEBUL.
MASCARILLA VENTURI
PINZA MAGILL ADULTO
PRESURIZADOR METPAK® 500cc
TUBO ENDOTRAQUEAL 7.0mm

TUBO ENDOTRAQUEAL 7.5mm
TUBO ENDOTRAQUEAL 8.0mm

- Circulatorio

AGUJA INTRAÓSEA ADULTO
BETADINE UNIDOSIS 0,5gr
ESPARADRAPO HIPOALERG.5X2,5cm
GASAS ESTÉR. E/5
INSYTE® 14GA 2,1X45mm
INSYTE ®16GA 1,7X45mm
INSYTE® 18GA 1,3X45mm
INSYTE 20GA 1,1X30mm
LINTERNA EXPLORACIÓN TALMED®
LLAVE DE TRES VIAS
MEDIPORE ®10X10cm
SISTEMAS SUEROTERAPIA
STERI-STRIP ®6mmX100mm
TORNIQUETE RIPLI ®CON CLIPS

- Jeringas y agujas

BISTURÍ UN SOLO USO Nº21
AGUJAS IV 0,8X25mm
GASAS ESTÉR. E/5
JERINGA 1 ml S/A
JERINGA 2 ml 3 PIEZAS
JERINGA 5 ml 3 PIEZAS C/A IM 0,8X40mm
SOLU-MODERÍN® 1 GR VIAL
S.FISIOLÓGICO B/100ml

- Diagnóstico

DEPRESOR DE MADERA
FONENDO LITTMANN CLASSIC II ®NEGRO
GLUCOCARD G METER®+AGUJAS+TIRAS
GUANTE PROLAX® ESTÉRIL Nº 7 1/2
GUANTE PROLAX ®ESTERIL Nº6 1/2
GUANTE PROLAX® ESTÉRIL Nº7
GUANTE PROLAX® ESTÉRIL Nº8

LARINGOSCOPIO
LINTERNA EXPLORACIÓN TALMED®

OTOSCOPIO Y OFTALMOSC.WELCH-ALLYN®
TENSIÓMETRO RIESTER MINIMUS III®
TERMÓMETRO DIGITAL ENFA®

- Ampulario

ADRENALINA DEF AMP 1mg/1ml
AGUJA IM 0,8X40mm
AGUJA IV 0,8X25mm
AGUJA SBC 0,5X16mm
AMINOFILINA DEF AMP 1000mg/10ml
ATROPINA DEF 1/1000 AMP 1mg/ml
ATROPINA DEF 1/1000 JERING.PRELLEN.1mg/1ml
BUTALPINA COMPUESTA DEF AMP 5ml
CLORURO CÁLCICO DEF AMP 1000mg/10ml
DIAZEPAM ®DEF AMP 10mg
DIGOXINA 0,25mg/1ml
DIPIRONA MAGNÉSICA DEF AMP 2000mg/5ml
DOLANTINA® 100mg/2ml**
DORMICUM® 15 mg/3ml**
FUROSEMIDA DEF AMP 20mg/2ml
JERINGA 10ml 3 PIEZAS
LIDOCAÍNA 2% DEF 10ml
METOCLOPRAMIDA DEF AMP 10mg/2ml
MORFINA DEF JERINGA PRELLEN.10mg/1ml**
PRALIDOXIMA DEF IM 600mg/5ml
SOL. SALINA ISOTÓNICA DEF AMP 5ml
TRANGOREX ®150mg /3ml
URBASON ®20mg/2ml
URBASON ®40mg/2ml

- Líquidos IV

S.FISIOLÓGICO DEF B/500cc
S.GLUCOSADO ISOTÓNICO (5%) DEF B/500cc
S. RINGER-LACTATO DEF B/500cc

- Otros

BOLÍGRAFO AZUL

BOLSA DE CALOR
BOLSAS BASURA 30L
COLLARÍN AJUSTABLE STIFNECK
FICHA MÉDICA AEROEVACUACIÓN
FORMULARIO ASIST. PERSONAL
GUANTES NITRILO T-MED.
MANTA SIRIUS
PAQUETE DE 25 TARJETAS DE TRIAJE
ROTULADOR INDELEBLE NEGRO
TIJERA EMERGENCIA SAFETY BOY®

S. Material electromedicina:

DESCRIPCIÓN	AUTONOMÍA	TIEMPO RECARGA	PESO
MONITOR PROPAQ LT ®	• 8 horas: ECG-RESP-S_PO_2 – NIBP cada 15´ si Tª ≥20°C	• 3 horas (25°C)	• 0,9 kg
ASPIRADOR LAERDAL ®	• 1 hora	• De 10 a 17 horas	• 1,7 kg
VENTILADOR OXYLOG 2000 + TUBULAD. ®	• Máx. 6 horas entre 5°C y 50°C • Máx. 3 horas si Tª inf. a 5°C	• 8 horas	• 4,3 kg
DESFIBRILADOR LAERDAL HEARTSTART FR2+®	• 300 descargas ó • 12 horas monitorización cont. ECG a 25°C	No recargable	• 2,1 kg
DESFIBRILADOR AED 10 WELCH-ALLYN®	90 a 150 descargas ó 5 horas monitorización cont. ECG a 25°C	No recargable	• 1,6 kg

C. Material para extricación

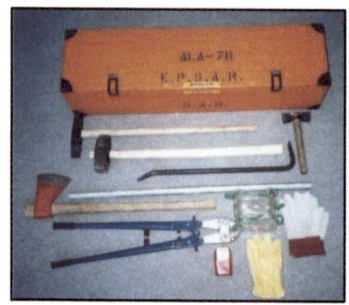
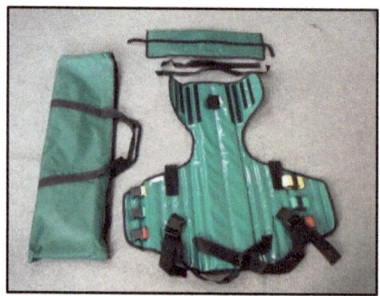

T. Material de rescate en montaña.

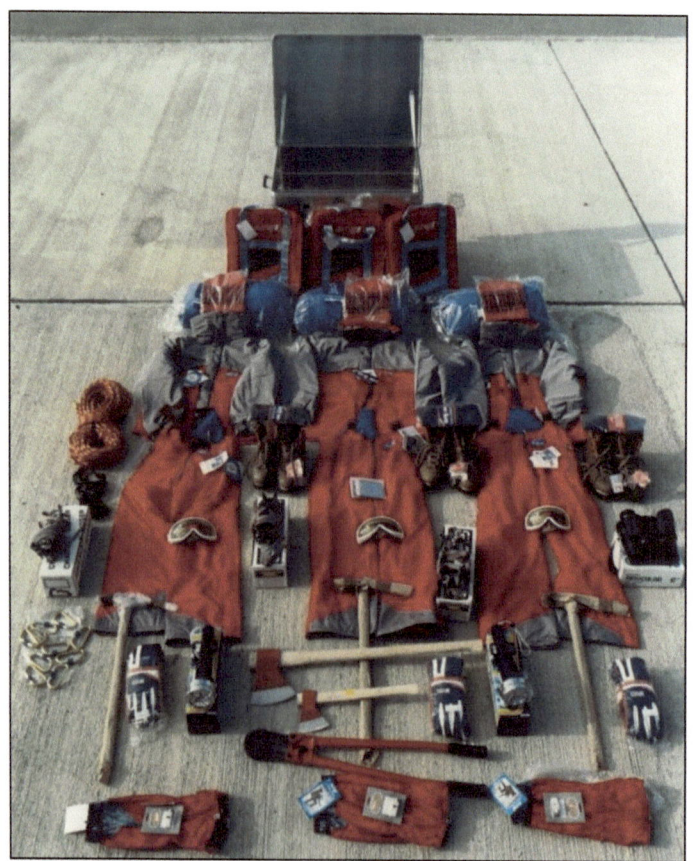

CAPITULO 6.- TIPOS DE TRANSPORTE AEREO:

6.1 *Transporte aéreo primario:*

Es el que se realiza desde el lugar de la emergencia hacia un centro asistencial. El transporte aéreo hace suyos los principios estratégicos de la medicina prehospitalaria:

1. Reducción del intervalo libre de tratamiento.

2. Asegurar suficiente y cualificado tratamiento "in situ".

3. Preparación adecuada del paciente para el transporte.

4. Minimizar el tiempo de transporte al centro hospitalario adecuado.

Los medios de transporte que se utilizan son helicópteros asistidos o medicalizados. Los helicópteros pueden considerarse como un complemento del transporte terrestre. El objetivo es conseguir la atención precoz del paciente acortando el tiempo de llegada del equipo médico al lugar donde se ha producido la emergencia. Éste es el avance más importante en la nueva filosofía de la asistencia prehospitalaria a las emergencias.

Debido al reducido espacio disponible en la mayoría de los helicópteros utilizados, la atención médica en ruta es extremadamente complicada. Es preciso realizar las maniobras de estabilización antes de iniciar el traslado. En los pacientes traumatizados graves el reconocimiento primario y reanimación (ABC) debe realizarse "in situ", iniciándose el reconocimiento secundario durante la evacuación. Por ello, el control de la vía aérea, drenaje de neumotórax, la canalización de vías venosas, la colocación indicada 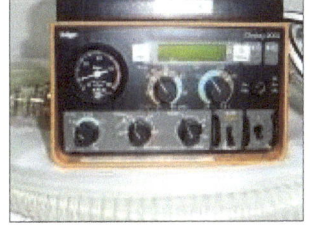 de sonda nasogástrica y/o vesical y la inmovilización de fracturas, tienen que realizarse como paso previo al embarque del paciente. Los fluidos para administración intravenosa es preferible que estén contenidos en envases de plástico para facilitar su infusión. Todos los elementos que configuran el soporte asistencial (tubos, sondas, catéteres, etc.) deben ser asegurados y fijados antes del despegue. El colchón de vacío es un elemento fundamental para la adecuada inmovilización del paciente durante el vuelo, si bien, es necesario vigilar su consistencia ya que disminuye con la altura.

Durante el transporte, se deberá continuar con la terapéutica iniciada "in situ", monitorizando las constantes vitales, el electrocardiograma y el resto de los parámetros específicos. Cuando el paciente recibe ventilación asistida es precisa la vigilancia puntual de ésta, ya que puede ser conveniente la reducción del volumen a administrar debido a la expansión de los gases con la altura.

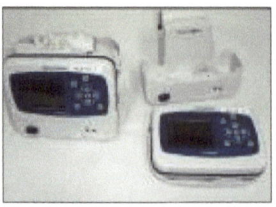

A bordo, la desfibrilación es segura; no se han demostrado interferencias con el instrumental de vuelo. La desfibrilación debe realizarse sin vacilación cuando esté indicada, tan sólo, es preceptivo informar al piloto de su realización y observar las precauciones habituales de dicha técnica.

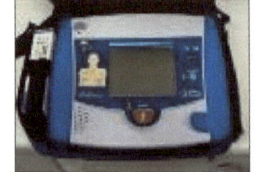

En politraumatizados, durante la evacuación, debe ser inexcusable el examen secundario preciso para impedir que pasen desapercibidas lesiones que puedan ser evolutivamente devastadoras. Además es imperativo mantener una actitud razonable de sospecha, basada tanto en los datos obtenidos en la exploración, como en el propio mecanismo lesional. De esta manera, las posibles lesiones internas trascendentes para la evolución clínica y pronóstico, apenas sugeridas en los primeros momentos, pueden ser atisbadas en estos *pacientes iceberg* o grandes traumatizados.

La elección del centro sanitario al que vamos a trasladar el paciente es un aspecto muy importante dentro del proceso de la asistencia prehospitalaria. Hay que tener por objetivo llevar al paciente al centro útil (centro idóneo), esto es, no necesariamente al hospital más cercano, sino, en relación con las posibilidades reales, al que cuente con la capacidad adecuada para realizar el tratamiento definitivo.

6.2 Transporte aéreo secundario:

Es el transporte que se efectúa desde un centro hospitalario a otro. El hospital receptor es generalmente de nivel superior y en él puede efectuarse el diagnóstico y/o tratamiento definitivo.

El equipo de transporte requiere un grado de preparación relacionado con las dificultades del medio aéreo, proporcional a la situación de inestabilidad del enfermo, sus posibles complicaciones en vuelo y al tiempo previsto del traslado hasta el centro hospitalario destino.

Como paso previo al traslado del paciente, hay que valorar:

a) Situación de inestabilidad

b) La seguridad de la vía aérea y la eficacia de la ventilación

c) Los medios para el control hemodinámico

d) La inmovilización adecuada

*   *   *   *   *   *   *   *   *

a) La estabilización pretransporte de pacientes graves tiene que realizarse siempre que los medios de los que se dispongan lo permitan. Los pacientes con hipoxemia grave, inestabilidad hemodinámica o hipertensión intracraneal deben ser minuciosamente valorados y tributarios de estabilización.

b) Para el control de la vía aérea debe tenerse a mano el equipo de intubación. Si el paciente está intubado hay que comprobar la colocación del tubo endotraqueal y practicar la aspiración de la vía aérea. Es conveniente que el sellado del manguito se realice evitando la sobrepresión sobre la mucosa traqueal. El exámen de la posición del tubo en una placa radiográfica debe ser una medida sistemática cuando sea factible.

Valorar la mecánica pulmonar es fundamental para conocer las necesidades de ventilación y establecer los parámetros del respirador de transporte, en todo caso, después del cambio de respirador se comprobará mediante análisis de gases arteriales la idoneidad de la ventilación y oxigenación.

c) Para el control hemodinámico se debe disponer, como en los traslados terrestres, de equipos para la monitorización cardiaca continua y presión arterial, ya sea invasiva o no invasiva. Los catéteres intravasculares tienen que colocarse previos al transporte y fijarse de manera segura. La perfusión de fármacos se realiza con el empleo de bombas de infusión alimentadas con baterías, ya que el conteo de gotas se hace imposible.

d) Como se ha comentado, el paciente se inmoviliza completamente con el colchón de vacío, éste se fija solidamente con correas a la camilla y, posteriormente, la camilla se asegura a la aeronave.

En vuelo, durante la evacuación, es necesario continuar con la monitorización y vigilancia continua del paciente, para así detectar de forma precoz las posibles complicaciones que puedan aparecer instaurando las medidas terapéuticas más adecuadas. **6**

6.3 *Medios de transporte aereo:*

Los medios utilizados para el transporte aéreo suelen ser aeronaves acondicionadas para el traslado de pacientes, ya sean en estado crítico o que precisen asistencia sanitaria durante el mismo.

Estos medios podemos clasificarlos de forma general en:

1. Presurizados: aviones convencionales.
2. No presurizados: helicópteros.

DISTANCIA	TIPO DE TRANSPORTE
< 150 Km.	Terrestre o helicóptero.
.150 - 300 Km.	Helicóptero medicalizado.
.300-1000 Km.	Avión ambulancia.
>1000 Km.	Avión regular adaptado. Especiales Barco o tren.

1. Aviones sanitarios

Prácticamente no se encuentran disponibles aviones medicalizados, pero sí existen compañías aéreas que permiten traslados asistidos al proporcionar el equipamiento básico para realizarlo, como es la central de oxígeno y la instalación de camilla. Los aviones se encuentran generalmente presurizados, o sea, mantienen una presión en cabina adecuada independientemente de la altura de vuelo. Con frecuencia se utilizan aviones de pequeña capacidad que, sin embargo, permiten un desenvolvimiento adecuado a bordo.

Cualquier avión, incluidos los de línea regular, al que se le instalen los elementos modulares diagnósticos y terapéuticos, pueden ser utilizados para traslado asistido.

El avión es el medio de transporte de elección para largas distancias debido a su gran autonomía, radio de acción y velocidad; presentando como inconvenientes fundamentales la necesidad de aeropuertos fijos y un muy elevado coste. Para soslayar en parte estos inconvenientes, pueden utilizarse aviones tipo *Stol* (Short Take Off and Landing), los cuales permiten tomar tierra en espacios cortos, presentando mayor accesibilidad. Son idóneos en situaciones de catástrofes para trasladar personal y material, así como, para intervenir en las norias de evacuación. En este sistema de aviación, se ha de valorar adecuadamente los efectos derivados de la altura de vuelo al ser aeronaves no presurizadas.

2. Helicópteros

Los helicópteros ha revolucionado el concepto de evacuación asistida, debido a la gran variedad de prestaciones que ofrecen. Entre sus ventajas destacan la posibilidad de acceso a zonas restringidas, la rapidez, versatilidad y capacidad de maniobra.

Se encuentran limitados por las condiciones meteorológicas adversas, como los vientos fuertes o la niebla, y la imposibilidad de realizar vuelos nocturnos (ya que frecuentemente carecen de vuelo instrumental). Este transporte siempre ha de ser medicalizado.

Los helicópteros no van presurizados y, si bien su altura de trabajo no suele ser importante, debemos conocer los problemas que los cambios de presión pueden provocar en los pacientes y en las técnicas terapéuticas.

TIPOS DE HELICÓPTEROS:

Atendiendo a su capacidad de carga y autonomía de vuelo, podemos clasificar los helicópteros en ligeros, medios y pesados.

Los helicópteros ligeros, cuya carga útil son 1000 kilogramos, son muy utilizados para transporte sanitario primario o secundario, debido, sobre todo, a su menor costo. El gran inconveniente es sus reducidas dimensiones, ya que sólo permiten transportar un paciente en decúbito y dos sanitarios. El helicóptero ligero sanitario idóneo debería contar con las siguientes características:

- Fácil acceso a zonas confinadas.
- Posibilidad de traslado de todo tipo de pacientes, ya que la estructura interna de algunos modelos impide el traslado de pacientes obesos.
- Accesibilidad a todos los puntos del paciente y al material sanitario.
- Nivel de ruido interior bajo que evite la necesidad de utilizar cascos protectores.
- Acondicionamiento adecuado: calefacción, luz, tomas de corrientes suficientes a 12 V CC y 220 CA y red centralizada de oxígeno.
- Embarque cómodo de pacientes.
- Posibilidad de separación de la zona asistencial de la de pilotaje.
- Rotor de cola sobreelevado o carenado, que evite accidentes mortales en la inadecuada aproximación al aparato.

Los helicópteros medios tienen una capacidad entre 2 y 6 camillas, siendo muy adecuados para el transporte sanitario al contar con espacio suficiente para el manejo de los pacientes.

En nuestro medio, los helicópteros más utilizados son los ligeros y ligeros medios para una o dos camillas.

Los helicópteros pesados, por su elevado costo, no se utilizan en los Sistemas de Emergencias, y su capacidad le permite transportar hasta 50 pacientes.

DIFERENTES MODELOS DE HELICÓPTEROS DE QUE DISPONEN LAS FUERZAS Y CUERPOS DE LA SEGURIDAD DEL ESTADO

A continuación exponemos una serie de modelos de Helicópteros que poseen diferentes Organismos del Estado, y que pueden colaborar circunstancialmente en misiones de Protección Civil. Los datos y características que se reflejan son puramente orientativos.

SA-318 – ALOUETTE – II

Es un helicóptero de aplicaciones múltiples, construido en Francia. Su planta motriz es una turbina "Astazou", de 43.500 r.p.m.

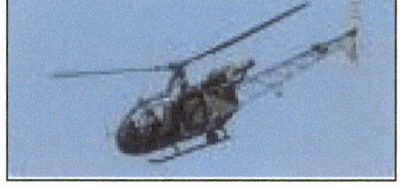

Sus principales características técnicas son:
Longitud total: 9,75 m.; anchura máxima: 2,08 m.; peso en vacío: 1.000 kg.; peso máximo al despegue: 1.600 kg.; capacidad de pasajeros: 1 piloto y 4 pasajeros; capacidad de carga: 600 kg.; velocidad máxima: 205 km./h.; velocidad de crucero: 180 km./h.; techo: 4.500 m.; alcance: 700 km.; autonomía: 3 h. 50 min.

SA-319 – ALOUETTE – III

Es un helicóptero de aplicaciones múltiples, construido en Francia. Su planta motriz es una turbina "Astazou XIV BF", con una potencia máxima de 858 HP.

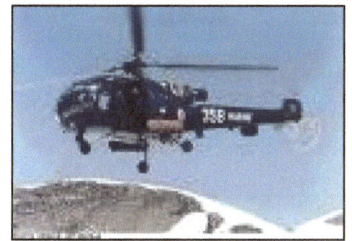

Sus principales características técnicas son: Longitud total: 10,17 m.; anchura máxima: 2,60 m.; peso en vacío: 1.142 kg.; peso máximo al despegue: 2.250 kg.; capacidad de pasajeros: 1 piloto y 6 pasajeros o 2 heridos en camilla; capacidad de carga: 1.099 kg.; velocidad máxima: 220 km./h.; velocidad de crucero: 209 km./h.;

techo: 23.200 pies; alcance: 650 km.; autonomía: 3 h. 15 min.

Equipo SAR a bordo: Grúa neumática, 2 camillas, botes e humo, marcardores marinos, Equipo médico SAR, Radio transmisor de emergencia, Cincho de izado y Penetrador.

UH-1B

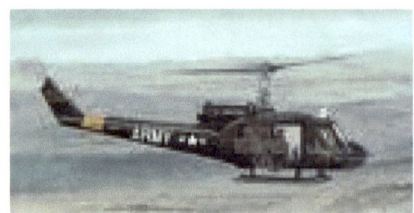

Es un helicóptero de aplicaciones múltiples, construido en EE.UU. Su planta motriz es una turbina.

Sus principales características técnicas son: peso máximo al despegue: 4.250 kg.; capacidad de pasajeros: pilotos y 6 pasajeros o 3 camillas; velocidad de crucero: 166 km./h.; autonomía: 2h. 20 min. El resto de las características son similares a las del PUMA.

UH-1H

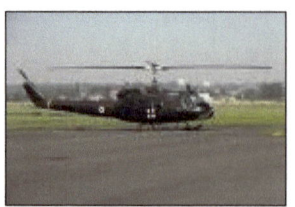

Es un helicóptero de aplicaciones múltiples, construido en EE.UU. Su planta motriz es una turbina "Lycoming T-53", con una potencia máxima de 1.400 HP. Existen diversos modelos.

Sus principales características técnicas son: Longitud total: 17,37 m.; anchura máxima: 2,84 m.; peso en vacío: 2.370 kg.; peso máximo al despegue: 4.300 kg.; capacidad de pasajeros: pilotos y 3 heridos en camilla o 10 pasajeros; capacidad de carga: 1.300 kg.; velocidad máxima: 222 km./h.; velocidad de crucero: 167 km./h.; techo práctico: 3.871 m.; alcance: 360 km.; autonomía 2h.

AB-212

Es un helicóptero de aplicaciones múltiples, construido en Italia. Sus principales características técnicas son: peso máximo al despegue: 5.080 kg.; capacidad de pasajeros: pilotos y 10 pasajeros o 6 camillas; velocidad de crucero: 185 km./h.; autonomía: 2h.

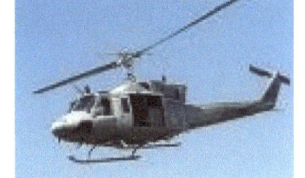

AS-330 – PUMA

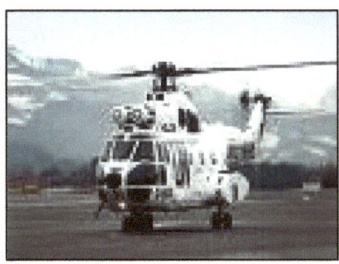

Es un helicóptero polifacético y de uso múltiple, construido en Francia. Su planta motriz son dos turbinas "Turmo", con una potencia máxima de 1.300 HP.

Este es un aparato que puede operar en toda condición meteorológica y zona climática.

Sus principales características son: Longitud: 14 m.; peso en vacío: 3.360 kg.; peso total: 7.400 kg.; velocidad máxima: 280 km./h.; techo práctico: 5.030 m.; alcance máximo: 620 km.; capacidad: 2 pilotos, 3 auxiliares y 6 camillas, o capacidad para 20 personas o una carga de 1.500 kg.; autonomía: 3 h. 30 min.

Equipo SAR a bordo: Grúa hidráulica, 6 camillas, Bolsas lanzables, Botes de humo y colorantes, Equipo médico SAR, Cesta de izado (2 personas), penetrador y camilla de izado.

AS-332 – SUPER PUMA

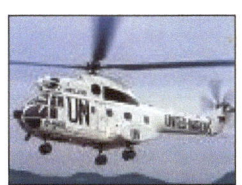

Es un helicóptero polifacético y de uso múltiple, construido en Francia. Su planta motriz son dos turbinas Turbomeca modelo "Makila", con una potencia máxima de 1.700 HP.

Sus principales características son: peso total: 8.350 kg.; techo práctico: 6.000 m.; capacidad: 2 pilotos, 3 auxiliares y 6 camillas; autonomía: 5 h. 20 min. El resto de las características son similares a las del PUMA.

Equipo SAR a bordo: Grúa hidráulica, 6 camillas, Bolsas lanzables, Botes de humo, marcadores marinos, Equipo médico SAR, Cesta de izado (2 personas), penetrador y camilla de izado.

MBB BO- 105

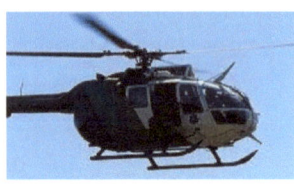

Es un helicóptero polivalente y con óptimas características para empleos en socorros por su seguridad y manejabilidad. Construido en la República Federal Alemana. Su planta motriz son dos turbinas "Auison 250-C20B", con una potencia máxima de 420 SHP.

Sus principales características técnicas son: Longitud total: 11,86 m.; anchura máxima: 2,53 m.; peso en vacío: 1.154 kg.; peso máximo al despegue: 2.300 kg.; capacidad de pasajeros: pilotos y 4 pasajeros o 2 heridos en camilla y pasajeros; capacidad de carga: 561 kg., colgad externamente con la ayuda de una instalación: 900 kg.; velocidad máxima: 270 km./h.; velocidad de crucero: 186 km./h.; techo de vuelo estacionario: 2.900 m.; techo máximo: 5.180 m.; alcance: 575 km.; autonomía: 3 h. 55 min.

El BO-105 puede utilizarse como medio óptimo de evacuación de heridos, puede disponer de una grúa exterior giratoria que permite izar a 2 personas al mismo tiempo.

OH-58A

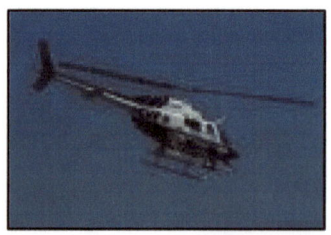

Es unos helicópteros monomotor diseñados para cumplir un variado tipo de misiones, derivadas de su gran velocidad, maniobrabilidad y radio de acción. Equipado con una turbina "Allyson 250-C20", con una potencia de 400 SHP.

Sus principales características técnicas son: Longitud total: 10,75 m.; anchura máxima: 1,94 m.; peso en vacío: 700 kg.; peso máximo al despegue: 1.360 kg.; capacidad de pasajeros: pilotos y 3 pasajeros; capacidad de carga: 215 kg.; velocidad máxima: 222 km./h.; velocidad de crucero: 150 km./h.; techo: 4.877 m.; alcance: 445 km.; autonomía: 3 h.

AS-355 ECUREUIL

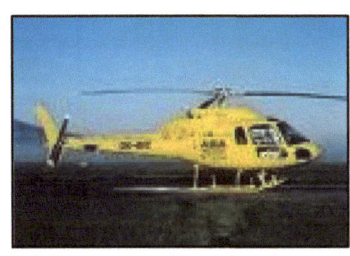

Es un helicóptero biturbina diseñado para cumplir un variado tipo de misiones, derivadas de su gran velocidad, maniobrabilidad y radio de acción. Está equipado con dos turbinas "Allyson 250-C20", con una potencia de 425 CV cada una.

Sus principales características técnicas son: Longitud total: 12,94 m.; anchura máxima: 2,53 m.; peso en vacío: 1.400 kg.; peso máximo al despegue: 2.400 kg.; capacidad de pasajeros: 2 pilotos y 4 pasajeros; capacidad de carga: 1.000 kg.; velocidad máxima: 278 km./h.; velocidad de crucero: 210 km./h.; techo: 4.875 m.; alcance: 770 km.; autonomía: 3 h. 40 min.

CH-47C

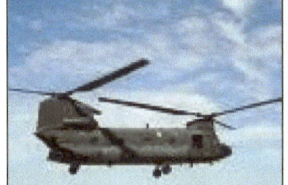

Es un helicóptero polivalente y de óptimas características para el transporte de mercancías, construido en EE.UU. Su planta motriz son dos turbinas "Lycoming T-55-L-11", con una potencia máxima de 3.700 HP.

Sus principales características técnicas son: Longitud total: 30,20 m.; anchura máxima: 18,20 m.; peso en vacío: 9.736 kg.; peso máximo al despegue: 22.727 kg.; capacidad de pasajeros: pilotos y 44 pasajeros o 26 camillas; capacidad de carga: 12.944 kg.; velocidad máxima: 315 km./h.; velocidad de crucero: 261 km./h.; techo: 4.572 m.; alcance: 600 km.; autonomía: 3 h. 20min. **7**

CAPITULO 7. - Transporte Sanitario:

7.1 *Indicaciones y limitaciones del transporte aéreo:*

Los pacientes que más se benefician del transporte aéreo son los que precisan estabilización precoz "in situ" o/y tratamiento definitivo en los Centros de Referencia, ya que el medio aéreo lo posibilita con mayor ventaja que el terrestre.

En el transporte primario no está justificado el uso de helicópteros si el tiempo no se reduce significativamente con respecto a la respuesta en UVI-móvil terrestre. El factor determinante es el acortamiento del intervalo de tiempo hasta la instauración del tratamiento preciso en la escena y/o hasta la estabilización y evacuación al Centro competente. El mecanismo lesional, las condiciones del paciente, la localización del incidente, la distancia al Centro competente, las condiciones atmosféricas, los recursos locales y los costos, son algunos de los factores que intervienen en la decisión de realizarlos.

No debe potenciarse un uso indiscriminado del transporte aéreo, ya que, además del elevado coste y los riesgos inherentes a este servicio, no aporta beneficios a la mayoría de los pacientes, si bien, la utilización del Servicio de Helicópteros puede proporcionar considerables beneficios a pacientes seleccionados.

Las limitaciones el Transporte sanitario están implícitas en la patología que presente el enfermo y en la repercusión que en este puedan tener los factores físicos inherentes a cualquier transporte.

Podemos decir que los medios de transporte aéreos son más confortables que los terrestres ya que poseen menores A y D, pero tienen graves inconvenientes debidos a la altitud, más manifiestamente en aviones no presurizados y menor en helicópteros debido a las bajas cotas de vuelo, entre 500 y 1000 m.

Como norma general para cualquier TS independientemente del medio utilizado, pero más concretamente en el helicóptero debido a las limitaciones de espacio que nos impone, requiere de una previa preparación del paciente, que debe estar estable, haciendo la salvedad de la situación en ambiente hostil. Por tanto, antes de emprender el viaje se debe preestabilizar al enfermo fundamentalmente a nivel de vía respiratoria, situación hemodinámica y estado neurológico, con el fin de detectar y resolver cualquier incidencia durante la misma.

Es importante asegurar una buena inmovilización del enfermo (colchón de vacío, férulas, etc.), para minimizar los efectos de las A y D y V. La conducción ha de ser suave y el uso de la sirena racional.

En el TS secundario se ha de recabar toda la información clínica posible, estado de los gases arteriales, Rx de tórax para comprobar situación del TET y posibles drenajes, descartar neumotórax, hematocrito, hemoglobina, glucemia e iones.

Antes de comenzar el traslado, todos los aparatos técnicos han de estar colocados en su sitio, los sueros colgados con los sistemas de perfusión visibles en todo su recorrido, así como los cables de monitorización. Las sondas nasogástricas, uretrales, los drenajes, los TET, las bolsas colectoras, deben estar fijados. Los electrodos de monitorización no deben ocupar ápex ni región paraesternal derecha para no interferir posibles desfibrilaciones.

Existen algunas patologías que pueden agravarse por sufrir pequeñas deficiencias en el aporte de O_2 inducidas por la altitud, circunstancia que hemos de tener en cuenta para aportar O_2 suplementario.

Entre las patologías que pueden agravarse por pequeñas disminuciones del aporte de O_2 nos encontramos con:
- Respiratorias: IRA, EPOC, TEP, EAP, neumonías, neumotórax, fracturas costales bilaterales (tórax inestable). En general a cualquier paciente con diseña de reposo se le ha de contraindicar el transporte aéreo.
- Cardiovasculares: IAM, angina de pecho, AVC. El estado de shock contraindica el TS aéreo. Anemias importantes con HB de 7.5 g/dl o menos constituyen una contraindicación relativa para el TS aéreo, así como Hto inferior al 30% dependiendo de la cronicidad del proceso y de la duración del traslado.
- Traumatismos de columna, especialmente a nivel cervical o dorsal con lesión medular.
- Síndrome de HEC (hipertensión endocraneal).
- Quemaduras del árbol respiratorio.
- Intoxicación por monóxido de carbono.

Los aumentos de presión, inducidos por la altura, de los gases atrapados en nuestro organismo pueden provocar los conocidos disbarismo. Como ya hemos dicho anteriormente a 6000 pies el volumen de los gases se incrementa en un 30%, así las cavidades que tengan dificultado el equilibrio de presión con el exterior pueden verse afectadas. Los cuadros activos de otitis media o sinusitis e intervenciones recientes sobre oído, contraindican el TS aéreo.

A nivel digestivo la expansión de gas puede agravar una apendicitis aguda, una diverticulitis, hernias estranguladas, parálisis intestinal o provocar dehiscencia de suturas en intervenciones recientes. Los cambios de presión pueden inducir náuseas, vómitos, inducir una insuficiencia respiratoria secundaria, dolor abdominal e incluso rotura de vísceras. Hemos de colocar sondas nasogástricas o rectal.

En los TS aéreos reglados debe considerarse el control de la alimentación del enfermo desde 48 horas antes.

Entre las intervenciones abdominales y el TS aéreo reglado deben transcurrir unos días.

A nivel torácico, un neumotórax asintomático puede producir dolor intenso, o transformarse en neumotórax a tensión si existe mecanismo valvular. En este caso hay que bajar a cotas inferiores a 2000 pies y colocar drenaje torácico.

Tras intervenciones torácicas es aconsejable dejar pasar dos o tres semanas antes de proceder a un TS aéreo, para que el aire introducido en la intervención pueda ser reabsorbido, evitando así una importante restricción ventilatoria.

En TCE con ciertos tipos de fracturas en los que hay comunicación con alguna cavidad natural, oído medio, celdas mastoideas o senos paranasales y, por consiguiente, entrada de aire en la cavidad craneal, está contraindicado el TS aéreo antes de la reabsorción total del aire, pues su expansión originaría un aumento de la PIC.

Los enfermos psiquiátricos han de estar sedados convenientemente, debiendo nosotros prever cualquier reacción de ansiedad, miedo o pánico que los estímulos no habituales puedan producir en enfermos no psiquiátricos.

El embarazo en principio no es una contraindicación para el TS aéreo aunque en gestaciones avanzadas hay que tener en cuenta el riesgo de que se adelante el parto. La distensión del gas gástrico en un abdomen ya dilatado puede ser especialmente molesta.

Los RN han de ser trasladados en incubadora en donde se asegure una temperatura.

En cuanto a la posición que mantendrá el paciente durante el tiempo de traslado hay que tener en cuenta que puede ocasionar diferentes alteraciones y todavía más importante, puede ser utilizada como tratamiento para intentar mejorar o aliviar los síntomas de la patología observada, la bancada de nuestras camillas permiten el desplazamiento horizontal de la misma, y aún más importante, pueden ser elevadas o inclinadas en los pies o la zona de la cabeza, cuando la inclinemos colocando la cabeza en un plano inferior al que están conservando los pies, estaremos utilizando la posición de Trendelenburg, útil para aquellas situaciones en las que el riego o el flujo al cerebro no son los óptimos. Cuando situemos los miembros inferiores del enfermo en un plano inferior a la cabeza pero con el cuerpo alineado, estaremos utilizando la posición de Antitrendelenburg, que suele utilizarse para las situaciones en las que conviene disminuir la presión Intracraneal del paciente evitando articular su columna.

Otra posición que nunca debemos olvidar es la que mantiene a los pacientes sentados, nosotros trasladamos a un gran número de pacientes con patologías cardiorrespiratorias, cuyo signo más angustioso es la disnea y el aumento del trabajo respiratorio, para intentar disminuir esta sensación de ahogo, además del tratamiento oportuno de su enfermedad, debemos utilizar una posición que mantenga al individuo sentado totalmente para mejorar su capacidad ventilatoria, mejorando y facilitando los movimiento s de su tórax.

Las posiciones de traslado son importantes para determinadas enfermedades a continuación se presentan las más habituales.

Posición de traslado	*Situación del paciente*
Decúbito supino Semiincorporado (30°) Posición standard	pacientes sin alteraciones, respiratorias, cardiológicas ni neurológicas
Decúbito supino incorporado o Fowler (45° a 90°)	Alteraciones respiratorias de origen pulmonar Sentado con piernas colgando ICC y EAP
Decúbito supino horizontal, alineando cabeza y tronco	Politraumatizados, alteraciones CV, patologías espinales o hipoTA
Trendelenburg	Hipotensión
Antitrendelenburg	Patologías con aumento de PIC
Decúbito lateral izquierdo	Embarazadas, lesiones en hemicuerpo contrario
Genupectoral	Prolapso de cordón umbilical, parto en curso, con coronación
Seguridad	Disminución del nivel de conciencia sin posibilidad de aislar la vía aérea

7.2 Acciones sobre el paciente:

Existe la necesidad de una estabilización adecuada previa al vuelo (asegurar vía aérea, control de la hemorragia, tratamiento del shock y estabilizar fracturas). Estas actuaciones reducen tanto la morbilidad como la mortalidad. Sin embargo, nos enfrentamos a muy distintas situaciones: desde un vuelo rápido en helicóptero de 5 minutos hasta evacuaciones en vuelos de largo recorrido, incluso con paradas intermedias.

Es preferible enfrentarse a problemas en tierra que durante el transcurso del vuelo. En otras ocasiones no es posible realizar ninguna técnica en tierra porque exista una amenaza real y nos vemos abocados a realizar todo el proceso durante el vuelo de vuelta.

Debemos aportar toda la información de interés al paciente (briefing) que tenga relación con su estado clínico, medicación, procedimientos de emergencia y pronóstico. El paciente se encontrará asegurado con correas si va en camilla, estando sus pies orientados hacia delante. Los anclajes de la camilla podrán retirarse fácilmente en casos de emergencia. A la cabeza de cada camilla existirá un cinturón salvavidas cuando se sobrevuele el mar. Los sistemas de gotero estarán compuestos de botellas maleables de plástico, perforadas en su extremo superior con una aguja IM que permita el equilibrado de presiones y se intentará mantener el recipiente de admisión al menos al 50%, ya que la presión de caída de líquidos varía con la altitud. Los balones en los tubos endotraqueales, nasogástricos y catéteres urinarios, se rellenarán con líquido y no con aire, para prevenir la rotura por distensión del aire a altitud.

Hay que asegurarse en evacuaciones programadas de que incluimos la información médica, historial y pruebas complementarias (incluyendo radiografías) con nosotros. Se cumplimentará un informe de todas las actividades y actuaciones realizadas con el paciente durante la evacuación. Eso facilitará la continuación de la asistencia en el centro de destino. Otro aspecto de gran importancia es la preparación del equipo, suministro de material y medicación para el transporte. No se puede improvisar, todo debe estar preparado con tiempo suficiente. Es muy conveniente tener siempre a mano unos kits para estas circunstancias especiales, mantenido por los servicios responsables de la aeroevacuación.

Con ello ganamos en rapidez y prontitud ante cualquier requerimiento de urgencia.

En cuanto a las acciones a tomar en cuenta previo al traslado de pacientes en medios aéreos, este es un tema expuesto, en el III Simposio de e-mergencia.com, en Granada año 2006, en la Conferencia **"Preparación traslado HEMS",** en el que se hablaba sin ningún tipo de duda de la vital importancia que tiene para el buen desarrollo de la misión y en el que citaba que hay que hacer hincapié fundamentalmente a nivel de tres puntos esenciales:

1. La vía respiratoria.
2. La situación hemodinámica.
3. El estado neurológico.

1. ESTABILIZACION DE LA VIA AEREA:

El transporte aéreo se realizará una vez que esté garantizada la asistencia respiratoria durante todo el viaje. Hay que asegurar el aporte continuo de oxígeno al cerebro ya que el deterioro de las vías respiratorias es una de las razones más serias de complicación durante el vuelo.

1.1.- CONTROL DE LA VIA AEREA:

1.1.1- Visualización y limpieza de secreciones: Tras visualizar la vía aérea con un laringoscopio y liberarla de cuerpos extraños y secreciones, se colocará una sonda Naso u Orogástrica para evitar el riesgo de distensión gástrica y se realizará evacuación del contenido gástrico.

1.1.2.- Administración de oxígeno en paciente no intubado. Se puede hacer con mascarillas, cánula nasal (o carpa de oxígeno en neonatos). No aportan una FiO2 superior al 60%. Las dos primeras suelen ser mal toleradas por los niños. Las carpas pueden moverse durante el viaje y provocar fluctuaciones en la FiO2.

1.1.3. - Administración de oxígeno a presión con bolsa y mascarilla. En el transporte sólo tiene valor como método para hiperoxigenar antes de la intubación. No es apropiado trasladar a un paciente ventilando con ambu por el riesgo de distensión gástrica y aspiración.

1.1.4.- Intubación. Si hay que intubar, hacerlo antes del viaje ya que es más fácil "in situ" o en el hospital remitente, que en el helicóptero en movimiento. La indicación de intubación se hará la mayoría de las veces sobre una valoración clínica, cuando la PaO2 <

60, la PaCO2 >60, o bien la PaCO2 sea normal en un asmático cansado, y en caso de saturaciones de O2 inferiores a 80. Además de los criterios de insuficiencia respiratoria, se intubará siempre antes del viaje en las siguientes situaciones:

Obstrucciones de la vía aérea: cuerpos extraños (deben ser extraídos antes del envío).

En niños: epiglotitis, crup o laringotraqueítis severas, (cuando aparecen fatiga o cianosis).

Pacientes comatosos: a fin de proteger al paciente de aspiración de jugo gástrico.

¿A partir de que nivel de consciencia? Solemos proceder a IOT si el paciente presenta una disminución reciente del nivel de consciencia con un GCS @ 12.

Síndromes de hipertensión intracraneal: la disminución de PaCO2 a 25 mmHg puede reducir la presión intracraneal mejorando la perfusión neuronal.

Apneas: Definidas como periodos de paro respiratorio prolongados o recidivantes de >20 segundos no asociados a paro cardiaco: Pueden ser de origen central, como cuando aparecen en convulsiones, infección del sistema nervioso central, TCE, o secundarias a un mecanismo obstructivo.

2. ESTABILIZACION HEMODINAMICA:

En presencia o ante el riesgo de shock, hay que estabilizar antes del viaje. Se iniciará reanimación cardiopulmonar si está indicado. La estabilización hemodinámica implica haber puesto en marcha un conjunto de medidas para:

a) Vigilar adecuadamente al paciente.
b) Asegurar aporte máximo de O2 al pulmón.
c) Revertir la depleción de volumen extracelular.
d) Proporcionar apoyo farmacológico a la contracción de la fibra miocárdica.

2.1 EVALUACION HEMODINAMICA PARA EL TRANSPORTE:

La vigilancia adecuada del shock incluye monitorización invasiva y compleja, catéteres intravasculares y cálculos frecuentes del índice cardiaco y oxigenación, y todo ello no es fácil en un vehículo en

movimiento. Las decisiones durante el transporte deben ser tomadas en base al estado clínico del enfermo y unos cuantos parámetros de fácil medición: temperatura central, perfil de glucemia, frecuencia cardiaca, frecuencia respiratoria, presión arterial, oximetría del pulso, diuresis y pH y gases (si disponemos de analizadores). Así como de los parámetros determinados previamente al vuelo;
electrolitos, urea y creatinina, hematocrito, recuento de plaquetas, estudio de coagulación,...

2.1.1 OXIGENACION.

El primer paso en la estabilización para el shock es controlar la vía aérea y ventilar con FiO2 al 100%, previa intubación, pues las respiraciones superficiales de los pacientes con shock, traumatismos o debilitados no son suficientes para mantener un adecuado intercambio de gases. En la sedación y relajación se evitarán fármacos hipotensores.

2.1.2 ACCESO VASCULAR.

Hay que destacar que la pérdida del acceso venoso por falta de fijación es la principal complicación que surge durante el traslado ya sea primario o secundario, tanto del catéter como del paciente. El personal experimentado puede colocar catéteres centrales, pero los catéteres periféricos son adecuados para administrar fluidos rápidamente. Si el acceso intravenoso es difícil, se realizará punción intraósea.
Para aumentar las velocidades de flujo se pueden usar manguitos presurizados. En cuanto sea posible, se debe emprender el acceso venoso; no hay que confiar exclusivamente en la vía intraósea para el viaje, puesto que puede fallar súbitamente por movimiento de la aguja. La venotomía por disección puede ser de realización más lenta que las otras vías pero es adecuada para lograr un medio estable de acceso vascular cuando no sea posible la aplicación percutánea. Para el viaje hay que disponer de al menos 2 venas, siempre que sea posible una de ellas central.

2.1.3 FLUIDOTERAPIA

Hay que evitar su uso demasiado lento y en demasiada poca cuantía. Se administrarán soluciones isotónicas (fisiológico, Ringer lactato. Sol. balanceadas en pediatría: Isolite®) para rellenar el espacio extracelular y "reforzar" el volumen intravascular. Se evitarán las soluciones hipotónicas, puesto que se distribuyen por el espacio intracelular reduciendo su eficacia expansora y produciendo hiponatremia. Los líquidos deben estar a temperatura corporal. Se realizará expansión de volumen de forma rápida. Después de la sobrecarga se examina al paciente para ver: color y temperatura de la piel, frecuencia cardiaca, llenado capilar, calidad de pulsos, estado mental y respiración. Una vez repleccionado el espacio extracelular, se pueden usar coloides, que tienden a permanecer en el compartimento vascular y producir mayor aumento del volumen sanguíneo y de la oxigenación miocárdica que los cristaloides.

La complicación más frecuente de la carga de líquidos es la insuficiencia cardiaca
congestiva: se evalúa por la auscultación, palpando el borde hepático y observando las venas del cuello y reflujo hepatoyugular. En ausencia de fallo cardíaco, hay que seguir con fluidoterapia enérgica hasta que revierta el shock o aparezcan signos de elevación de presiones de llenado del lado derecho.

Aunque el tratamiento correcto de la pérdida de sangre es su reemplazo por sangre completa, en la mayoría de casos no se dispone de sangre en la primera fase de tratamiento del shock. Por otra parte, la sangre está fría, y su paso por calentadores puede hacer que el flujo sea muy lento. Otros inconvenientes de las trasfusiones de sangre son: contagio de enfermedad contagiosa, hiperpotasemia, hipotermia, acidemia e hipocalcemia.

2.1.4 APOYO INOTROPICO DESPUES DE LA FLUIDOTERAPIA.

Los agentes vasoactivos más adecuados son noradrenalina, dopamina y dobutamina.
La dopamina se emplea a dosis, (5 mcg/Kg/min) ya que a dosis más altas no tiene ninguna ventaja sobre otros fármacos alfa o beta adrenérgicos. La dobutamina se emplea a dosis de 5-20 mcg/kg/min, obteniéndose efectos beta 1 adrenérgicos y ligera vasodilatación periférica. En relación con el isoproterenol, la dobutamina produce menor taquicardia y consumo de oxigeno. Es de elección cuando se desee efecto inotropico; en cambio no es tan beneficiosa en el paciente hipotenso en quien la vasodilatación puede ser perjudicial. A menudo se usan dopamina y dobutamina combinadas, a 5 y 10 mcg/kg/min respectivamente.

2.1.5 OTRAS MEDIDAS:

Corrección de hipotermia o hipertermia. Colocación del paciente en cama plana. Control de la hemorragia.
Tratamiento del padecimiento subyacente (antibióticos, analgesia).

3. SHOCK Y TCE.

Se plantea un problema frecuente cuando se considera la lesión craneoencefálica como contraindicación de la administración de líquidos, por miedo a que aparezca edema cerebral. Pero no hay pruebas de que eso sea así. Es posible que suceda lo contrario, ya que la hipoperfusión cerebral puede producir lesión al encéfalo en cuestión de minutos, en tanto que el edema cerebral tardaría en aparecer. En cualquier caso sí debemos ser juiciosos en su administración. Como la presión de riego cerebral es la diferencia entre la presión arterial media y la presión intracraneal (PIC), los pacientes con elevación de PIC pueden requerir tratamiento actuando en 2 sentidos simultáneamente:

1º.- Disminuir la PIC, con hiperventilación y drogas.
2º.- Elevación de la TA media con fluidoterapia y drogas vasoactivas.

3.1 ESTABILIZACION NEUROLOGICA.- PREVENCION DEL DAÑO NEUROLOGICO SECUNDARIO.

En ocasiones el motivo de traslado es una afección del SNC. Aunque el tratamiento de la lesión primaria es primordial, son más frecuentemente las lesiones secundarias a compromiso sobrevenido en la relación presión/volumen intracraneal las que determinan el pronóstico neurológico. Antes del viaje hay que prestar especial atención a prevenir y tratar estas circunstancias.

3.1.1 CONTENIDO CRANEAL Y RELACIONES PRESION/VOLUMEN:

El cráneo contiene tejido sólido (parénquima encefálico y meninges) y líquido. El líquido está distribuido en 4 compartimentos: intravascular, intersticial del encéfalo, intracelular, e intraraquídeo. Como el cráneo es un contenedor rígido, para que la presión intracraneal permanezca constate todo incremento de volumen de uno de los componentes debe compensarse con decremento de volumen de los otros. El mecanismo inicial de amortiguamiento de la presión intracraneal (PIC) es desplazar LCR al espacio subaracnoideo y aumentar su absorción por las vellosidades aracnoideas. Cuando no pueda desplazarse un volumen de LCR equivalente al acumulado en otro espacio intracraneal, comienza a elevarse la presión intracraneal (PIC) y aparece hipertensión intracraneal (HIC).

Los riesgos principales de la HIC son:

1.- Disminución del flujo sanguíneo cerebral.
2.- Herniación del tejido encefálico.

En fase temprana, puede incrementarse en forma considerable uno de los compartimentos intracraneales sin aparecer hipertensión intracraneal, gracias a la autorregulación del flujo sanguíneo cerebral. Pero ésta tiene un límite superior y otro inferior, más allá de los cuales no se puede ajustar la resistencia vascular cerebral. Estos límites de autorregulación están entre 40-140 mmHg en el adulto, y probablemente son inferiores en niños. Una disminución de la presión de perfusión cerebral (PPC) por debajo del límite inferior de autorregulación produce isquemia cerebral, mientras que un incremento de la PPC por encima del límite superior de la autorregulación, produce rotura de la barrera hematoencefálica, edema vascular y hemorragia.
En condiciones patológicas la autorregulación puede ser tan ineficaz que el flujo sanguíneo cerebral dependa linealmente de la PPC. La hipercapnia produce vasodilatación cerebral e incremento del volumen sanguíneo y del flujo vascular cerebral, en tanto que la hipocapnia produce vasoconstricción y merma del flujo cerebral.

3.1.2 VALORACION Y TRATAMIENTO INICIAL.

Mientras se asegura que la respiración y la circulación son adecuadas, se realiza un examen neurológico valorando la presencia de síntomas de compromiso de función neuronal incipiente: embotamiento, confusión, inquietud, agitación, falta de respuesta a estímulos medioambientales. Con mayor nivel de deterioro aparecen hiperventilación neurogénica central, respiración atáxica o irregular, dilatación uni o bilateral de pupilas con respuesta torpe a la luz, movimientos distónicos y respuesta en ojos de muñeca, y finalmente apnea y flacidez. Para la valoración clínica se emplea el GCS.

3.1.3 MEDIDAS GENERALES PARA ESTABILIZACION NEUROLOGICA:

1.- Asegurar vía respiratoria permeable y respiración eficaz. Colocar la cabeza en posición neutral con alineamiento e inmovilización cervical si TCE. La intubación nasotraqueal está contraindicada si se sospecha fractura de la base del cráneo.

2.- Conservación del gasto cardíaco y perfusión de órganos: se

administran cristaloides isotónicos para repleción del espacio extracelular, y a continuación coloide para expandir el volumen intravascular. Nunca se deben utilizar soluciones hipotónicas para expansión intravascular rápida, ya que pueden provocar edema cerebral e hipertensión intracraneal.
Después se iniciará apoyo inotrópico.

3.- Cuando se sospecha edema cerebral e incremento de la PIC, se procurará mantener una PaCO2 de 25-30 mmHg. Si la PaCO2 cae a < 20 mmHg, puede producirse una caída del flujo cerebral por debajo del umbral isquémico. Los diuréticos osmóticos, como el manitol (0.5g/kg en bolo) reducen la PIC, especialmente en el edema cerebral citotóxico (s. De Reye). El manitol puede mermar el volumen intravascular de forma tardía.

4.- Prevención y tratamiento de las convulsiones: Si las convulsiones dependen de hiponatremia, se administrará bolo de cloruro sodio, si obedecen a hipoglucemia, se dará rápidamente glucosa, y si a hipocalcemia, en caso de status, se dará diazepam.
Una vez que el paciente esté relajado/sedado, intubado, ventilado, se haya recuperado la depleción de fluido, esté recibiendo medicación de apoyo inotrópico, y la situación neurológica sea estable, acudiremos al vehículo.
Por último, se ha apuntado la mayor tendencia a convulsionar en pacientes predispuestos evacuados en helicópteros, debido al efecto estroboscópico de las palas del rotor principal; por ello se hace conveniente la protección ocular de la luz solar en este tipo de pacientes.

7.3 *Preparación del viaje:*

El principio que subyace a cualquier traslado de un paciente en estado grave es el de que durante el tiempo que dura el traslado continua en una unidad de cuidados intensivos, por tanto antes de iniciar el viaje, se procederá a:

1. Ubicar al paciente correctamente en el vehículo, utilizando de forma adecuada los medios de sujeción. Procurar máxima inmovilización para el viaje.

2. Si bien hemos concretado que las aceleraciones desaceleraciones en los helicópteros son despreciables, conviene tener presente elegir la posición más favorable. Las aceleraciones pueden precipitar cambios hemodinámicos y disminuciones del flujo cerebral. Se recomienda que si el paciente no tiene hipertensión intracraneal, vaya con la cabeza hacia atrás para evitar la merma de flujo; el paciente con hipertensión craneal y estable hemodinámicamente, irá con la cabeza hacia adelante, para disminuir el impacto de las aceleraciones sobre los aumentos de la presión intracraneal.

Debido a sus especiales características cabe diferenciar dos tipos de transporte: Primario y Secundario, y dentro de ellos el efectuado con pacientes adultos y el pediátrico-neonatal, que será analizado más adelante.

7.3.1 Transporte Primario:

Dentro del ámbito militar podría denominarse MEDEVAC y según las condiciones en las que se esté moviendo la unidad a apoyar para realizar dicha evacuación, puede ser que las maniobras reflejadas a continuación deban de realizarse en el helicóptero debido a la imposibilidad de actuar sobre el paciente en el lugar del accidente. En dichas condiciones puede existir el apoyo de personal de la propia unidad a apoyar que hubiera realizado una primera intervención con técnicas de soporte vital básico (SVB) o soporte vital avanzado (SVA) en el caso que dicha unidad tenga personal facultativo desplegado en la zona de operaciones. En todo caso existen unos protocolos de actuación en combate que se verán en el siguiente tema.

Como paso previo al traslado del paciente, hay que valorar:

a) Situación de inestabilidad.
b) La seguridad de la vía aérea y la eficacia de la ventilación.
c) Los medios para el control hemodinámico.
d) La inmovilización adecuada.

a) La estabilización pretransporte de pacientes graves tiene que realizarse siempre que los medios de los que se dispongan lo permitan. Los pacientes con hipoxemia grave, inestabilidad hemodinámica o hipertensión intracraneal deben ser minuciosamente valorados y tributarios de estabilización.

b) Para el control de la vía aérea debe tenerse a mano el equipo de intubación. Si el paciente está intubado hay que comprobar la colocación del tubo endotraqueal y practicar la aspiración de la vía aérea. Es conveniente que el sellado del manguito se realice evitando la sobrepresión sobre la mucosa traqueal, que deberá estar entre 17 y 25 cm. H2O (12, 5 - 18,38 mmHg), deberíamos poder controlar con manómetro esta cifra. El examen de la posición del tubo en una placa radiográfica debe ser una medida sistemática cuando sea factible.

c) Para el control hemodinámico se debe disponer, como en los traslados terrestres, de equipos para la monitorización cardiaca continua y presión arterial, ya sea invasiva o no invasiva. Los catéteres intravasculares tienen que colocarse previos al transporte y fijarse de manera segura. La perfusión de fármacos se realiza con el empleo de bombas de infusión alimentadas con baterías, ya que el conteo de gotas se hace imposible.

d) Como se ha comentado, el paciente se inmoviliza completamente con el colchón de vacío, éste se fija sólidamente con correas a la camilla y, posteriormente, la camilla se asegura a la aeronave.
En vuelo, durante la evacuación, es necesario continuar con la monitorización y vigilancia continua del paciente, para así detectar de forma precoz las posibles complicaciones que puedan aparece instaurando las medidas terapéuticas más adecuadas.

Previamente a la evacuación aérea, deberían guardarse las siguientes precauciones:

Evitar sistemas cerrados de drenaje, no presentando inconveniente los sistemas conectados al aire; drenar los neumotórax y sustituir el sistema normal de drenaje torácico por válvulas de un solo sentido. Los fluidos a infundir; sangre y sueros deberán ir contenidos en envases de plástico.
Deberían evitarse las férulas neumáticas, ya que aumentan su presión con la altura.
Estabilizar la vía aérea. En pacientes intubados debe hincharse el balón neumático mediante control manométrico entre 17 y 25 cm. H2O (12, 5 - 18,38 mmHg), y mantener estas cifras durante el vuelo.
O en su defecto inflar el neumotaponamiento con Suero Fisiológico en vez de aire, ya que al aumentar su volumen con la altura podrían comprimir la tráquea.
Los colchones de vacío, sin embargo, disminuyen su consistencia, por lo que se hace necesario extremar su vigilancia para procurar en todo momento una adecuada inmovilización.
Por ello, el control de la vía aérea, drenaje de neumotórax, la canalización de vías venosas, la colocación indicada de sonda nasogástrica y/o vesical y la inmovilización de fracturas, tienen que realizarse como paso previo al embarque del paciente.
Todos los elementos que configuran el soporte asistencial (tubos, sondas, catéteres, etc.) deben ser asegurados y fijados antes del despegue. El colchón de vacío es un elemento fundamental para la adecuada inmovilización del paciente durante el vuelo, si bien, es necesario vigilar su consistencia ya que disminuye con la altura.
Muchos de los efectos fisiopatológicos descritos pueden paliarse con el transporte del paciente en contra del sentido de la marcha, en los helicópteros se suele elegir la posición atendiendo más a criterios de operatividad pues las aceleraciones suelen ser de baja intensidad.
En determinados aviones y en pistas cortas, se pueden producir importantes aceleraciones durante el despegue por lo que los enfermos en shock deben situarse en la cola y con la cabeza hacia la parte posterior y en pacientes con aumento de la PIC la situación será a la inversa, siendo raros los efectos derivados de la altura, ya que el helicóptero suele mantener una altura de vuelo no superior a los 500 metros.
Debemos tener presente los cambios de temperatura que pueden producirse durante el vuelo, especialmente en neonatos, aunque también en pacientes cardiacos y de otras patologías. Evidentemente, como en los vehículos terrestres, la aeronave ha de contar con la preinstalación necesaria que permita el uso de

incubadora. La angustia y la ansiedad, a veces de gran intensidad, pueden aparecer debido a las propias características del medio aéreo, influyendo perniciosamente en el paciente.

7.3.2 Transporte Secundario:

La preparación del paciente para el traslado debe, por supuesto, comenzar con la
estabilización de las condiciones médicas del paciente usando las medidas médicas apropiadas y a continuación contactando con el médico e institución que lo va a recibir. Es necesario asegurar el intercambio apropiado de información entre los médicos y optimizar el cuidado del paciente antes y durante el transporte. Los pacientes que van a ser transportados por aire deberán ser evaluados teniendo en cuenta los efectos de la presión y otras fuerzas del medio aeronáutico. Los espacios cerrados con gas deberán ser descomprimidos. Deberá considerarse la colocación de sonda nasogástrica y vesical ya que pueden contribuir significativamente al bienestar del paciente si no se habían colocado previamente.
En transporte secundario, la discusión con el equipo o servicio de traslado sobre las condiciones del paciente y el tratamiento que recibe se traducirá en recomendaciones adicionales que aligerarán el proceso de transporte.

- Ayunas del paciente 2 horas previas al traslado (prevenir cinetosis).
- Higiene completa del enfermo.
- Vaciado de bolsas colectoras y drenajes si los hubiere.
- Fijación de los sistemas de infusión y/o colectores.
- Aspiración de secreciones previa a la movilización.
- Toma completa de constantes.
- Valorar la mecánica pulmonar es fundamental para conocer las necesidades de ventilación y establecer los parámetros del respirador de transporte, en todo caso, después del cambio de respirador se comprobará mediante análisis de gases arteriales la idoneidad de la ventilación y oxigenación.

7.4 *Paciente Pediátrico.*

7.4.1 Preparación del paciente

Si la edad y el estado del paciente lo permite, el personal que acompañará al niño debe de presentarse y explicarle en un lenguaje sencillo y asequible, las características del transporte (tipo de vehículo, duración estimada...), asegurarse su colaboración y tranquilizarle en lo posible.

Valorar la posibilidad de acompañamiento familiar: Todos los niños menores de 14 años tienen derecho a ir acompañados de sus padres. Hay que tener en cuenta las siguientes limitaciones:

1. El número de acompañantes estará limitado por el número de personal sanitario necesario para realizar el traslado del niño, teniendo en cuenta que la capacidad máxima de personas que pueden viajar en cabina asistencial es de 3.
2. En caso de duda ante la autorización de acompañante, prevalecerá la indicación del comandante y facultativa.

7.4.2 Procedimiento:

A. SOLICITUD:

1. Tramitación burocrática/administrativa en transporte secundario: Antes de iniciar el transporte hay que asegurarse de la disponibilidad de cama en el centro receptor, disponibilidad del medio de transporte elegido, activar al equipo asistencial, asegurar la comunicación entre el hospital emisor, equipo de transporte y hospital receptor y prever la activación de recursos no asistenciales: policía local y de tráfico.

Deben de cumplimentarse los diferentes cuestionarios según los protocolos de cada unidad u hospital (hoja de asistencia, hoja de material fungible...) sin olvidarse del consentimiento informado que deben firmar los padres.

B. PREPARACIÓN PREVIA:

1. Si se trata de un paciente desconocido para el personal, recopilar el mayor número de datos sobre el historial clínico y la situación del paciente, a fín de prever los problemas potenciales que puedan surgir durante el transporte y anticipar las necesidades de material y aparataje.
2. Estabilización del paciente en los aspectos respiratorios, cardio-circulatorio, hemodinámica (con catéteres del 22 o del 24 pueden lograrse flujos de unos 30 ml/min. Se dan bolo-dosis de 20 cc/kg tan rápidamente como sea posible, a 6 cc/kg/min.) y neurológico. El nivel óptimo de estabilización no está definido, en series amplias (14) se estimó que tardó en alcanzarse 75 minutos (rango 20-420) en pacientes que precisaron ventilación asistida, y en 150 minutos (rango 55-420) si además requirieron apoyo inotrópico. En ningún caso está justificado precipitar el viaje con el paciente muy inestable.

ESTABILIZACION DEL PACIENTE:

Una vez indicado el traslado, y avisado el hospital receptor, el equipo de transporte se trasladará hacia el hospital remitente. El primer paso es conocer el motivo del traslado, mediante una historia que hará énfasis en: información sobre la enfermedad actual, enfermedades graves previas, alergias y reacciones medicamentosas.

Examen físico:

Con especial atención a la presencia de signos de compromiso de la función respiratoria: Frecuencia y profundidad de los movimientos respiratorios.

- Disnea
- Retracciones costales, aleteo nasal, quejidos, estridor, sibilancias, roncus.
- Deterioro neurológico, que puede variar desde combatividad a embotamiento o coma.
- Presencia o no de reflejo nauseoso; (su ausencia implica riesgo de aspiración de contenido gástrico).
- Existencia de anomalías que planteen dificultades en la intubación

Malformaciones congénitas:
- Síndrome de Treacher Collins.
- Síndrome de Pierre Robin.
- Atresia de esófago.
- Síndrome de Down.
- Microsomía.

Patologías adquiridas:
- Epiglotitis.
- Tumor en vías respiratorias.
- Traumatismos faciales, del cuello, torácicos.
- Rotura de tráquea.

Estudios complementarios
- Rx de tórax.
- pH y gases.
- Recuento sanguíneo.
- Electrolitos en el suero.
- Urea, creatinina, glucosa y calcio.

Cuando esté indicado y no demore el envío, se realizarán:
- Hemocultivo.
- Estudio de coagulación.
- Pruebas de funcionamiento hepático.
- Punción lumbar y estudio del LCR.
- TAC y Rx de columna cervical.
- Evaluaciones específicas de órganos y sistemas (EKG, ecocardiografía, etc.).

3. Reducir en lo posible el aparataje que se usará durante el traslado. A menor número de elementos, menos riesgos y manipulación del enfermo más sencilla y segura.

4. Comprobar la permeabilidad y buen funcionamiento de vías venosas, drenajes, sondas urinarias, gástricas... y el estado de la fijación de las mismas. En cada caso se realizarán las intervenciones correspondientes.

5. Preparación y/o revisión del maletín de transporte con el material adecuado a la edad del niño ayudándose de las tablas de referencia, y que incluirá tanto el material de emergencias, cómo los fármacos y soluciones IV que se vayan a necesitar conforme lo dispuesto en el tratamiento médico.

6. Preparación y/o revisión del aparataje: monitor de transporte y sus accesorios (sonda de pulsioximetría, manguito de TA, electrodos de EKG,...) respirador de transporte, bombas de infusión...

7. Preparación de una bolsa auxiliar con ropa de repuesto (muletones, entremetidas, camisetas de pijama, pañales...) y biberones o preparados para nutrición enteral.

8. Cumplimentar la hoja de material de la unidad que se vaya a llevar al traslado.

9. Recoger y custodiar el historial, placas, informes que se vayan a aportar al hospital de destino.

10. Notificar la hora de salida y la duración estimada del trayecto al hospital receptor.

C. TRASLADO:

1. Lo idóneo es realizar la transferencia del paciente a la camilla del transporte en la misma unidad de procedencia. Fuera del ambiente relativamente seguro de la unidad se incrementan las posibilidades de incidentes y la curiosidad no deseada del público que pueda estar por las zonas de urgencias, helipuerto...
2. Solicitar la ayuda de personal suficiente (sanitarios, celadores...) para garantizar la transferencia sin incidentes que comprometan la seguridad del paciente ni la pérdida de catéteres, sondas, TET...
3. Convenir las maniobras que se han de hacer y la secuencia de estas. Realizarlas con suavidad y con atención a los posibles enganches y atrapamientos de los materiales y partes del enfermo.

4. Disponer al niño en la camilla, en la posición adecuada, evitando que sobresalgan partes del cuerpo que puedan ser lesionadas. Colocar cinchas y barandillas de seguridad.
5. Comenzar a mover la camilla con cuidado, de tal forma que podamos ver si algún elemento queda atrapado, enganchado o desconectado.
6. Un miembro del personal se ocupará de despejar el trayecto hasta el vehículo: bloqueo de ascensores, apartar obstáculos y/o espectadores que provoquen pausas innecesarias...
7. Elegir la posición más favorable: todo paciente que sea trasladado por un medio aéreo está sometido a una serie de incidencias físicas (cambios de velocidad, vibraciones, cambios de temperatura, disminución en la concentración de O2, cambios de presión) que pueden originar problemas en cualquier sistema especialmente en el circulatorio, respiratorio, SNC y órganos de los sentidos, y además repercuten sobre los sistemas de monitorización, perfusión de fármacos, así como en el personal que realiza el traslado.

o Medidas a tomar respecto a las aceleraciones: para disminuir sus efectos en el transporte terrestre el paciente irá acostado con la cabeza en el sentido de la marcha. Todo el material debe ir perfectamente fijado para impedir que se conviertan en auténticos proyectiles y el personal debe de colocarse los cinturones de seguridad. El flujo de las drogas y fluidos puede sufrir variaciones próximas a la toxicidad, por lo que se hace indispensable el uso de bombas de infusión.

o Medidas respecto a las vibraciones mecánicas y acústicas: Entre las respuestas que se pueden encontrar ante las vibraciones destacan respuestas vegetativas con aumento de la frecuencia cardiaca, frecuencia ventilatoria, dolor y llanto en niños, que se pueden minimizar mediante el uso del colchón de vacío. Las vibraciones pueden producir además la aparición de artefactos sobre los sistemas de monitorización (especialmente la electrocardiográfica y pulsioximetría). Los ruidos son especialmente importantes en los helicópteros, lo que dificulta mucho la comunicación y la exploración con el fonendoscopio. Se deben tomar medidas de protección acústica para el paciente y el personal e instalar medios de diagnóstico digitalizados para el control hemodinámico.

o Medidas para el control de la temperatura: Hay que tener muy en cuenta sobre todo las hipotermias en niños cardíacos, quemados, politraumatizados, ... en recién nacidos se considera imprescindible el uso de incubadoras. Con el incremento de altitud, disminuye la Tª y humedad atmosférica por lo que debe usarse ropa de abrigo o mantas extra y administrar O2 humidificado.

o Medidas inherentes al transporte aéreo: Prevenir la expansión de los gases: este fenómeno puede provocar distensión y trastornos diversos en las cavidades orgánicas, así como alteraciones en el material asistencial utilizado. Hay que vigilar y corregir la aparición de distensión gástrica, neumotórax... Los manguitos, balones, férulas neumáticas... deben revisarse y si es posible inflarlos preferentemente con agua. Deben desecharse los envases de vidrio por peligro de rotura y alteración del ritmo de infusión y por último para asegurar la ventilación mecánica se debe corregir la expansión gaseosa, disminuyendo el volumen total sin modificar la mezcla de O2. La intubación sin medicación sólo es posible cuando el niño es pequeño, sujetable por la fuerza y carente de dientes. Sus inconvenientes son: inestabilidad hemodinámica, con incrementos de PIC y de presión intraocular, riesgo de traumatismo de tejidos blandos y estructuras dentales, secuelas psicológicas. No se debe hacer excepto en la parada cardiorrespiratoria, o en casos de prever intubación técnicamente muy difícil, y siempre por personal experto. En la mayoría de los casos, se hará intubación previa analgesia y relajación-sedación.

8. Dentro del aparato, organizar y fijar todos los elementos en los soportes adecuados de forma que tengan una adecuada visibilidad y fácil acceso. Ajustar las alarmas y revisar parámetros del respirador.
9. Conectar el mayor número posible de aparatos a la red eléctrica, de esta manera se asegura la duración de las baterías para los trayectos en que esto no sea posible.
10. Premedicar al paciente si es preciso para conseguir un traslado estable.
11. Disponer un sistema de comunicación con el piloto para comunicar las posibles incidencias durante el trayecto.

12. Distribuir los puestos para el equipo de forma que cada uno pueda cumplir la labor que le corresponda de forma cómoda y eficaz.
13. Durante el trayecto, vigilar el estado del paciente especialmente tras golpes, vibraciones y fuertes aceleraciones o desaceleraciones, con especial atención en el despegue y aterrizaje. Las complicaciones más frecuentes que suelen ocurrir son:

    o Pérdida del acceso venoso
    o Extubación accidental
    o Obstrucción del TET por secreciones
    o Fallo en el suministro de oxígeno
    o Aumento de la agitación o el dolor
    o Perdida de la inmovilización...

Prácticas para reducir Lesiones Cerebrales Hemorrágicas e Isquémicas en Recién Nacido de Muy Bajo Peso (RNMBP).

- Mantener Tª 36ºC.
- Minimizar respuesta a dolor y estrés: "Aislamiento Sensorial"'
- Reducir ruido ambiental.
- Reducir iluminación.
- Mínima manipulación.
- Uso juicioso de sedo-analgesia. Dosis bajas y en perfusión continúa.
- Posición óptima. Cabeza en posición neutra al colocar y girar al niño. Cabecera
- elevada 30º.
- Hipotensión. No hay evidencia que sea mejor mantener TA $ 30 mmHg que la EG en semanas.
- Tratar con expansores solo la hipovolemia franca.
- Sin hipovolemia franca usar solo dos bolos de expansores antes de los
- inotrópicos.
- Administrar los bolos de expansores en más de 30 minutos.
- Optimizar manejo respiratorio.
- Evitar hipocapnia (mantener $PaCO_2$ $ 40 mmHg).
- Evitar fisioterapia respiratoria y aspiraciones de forma rutinaria.
- Intentar evitar IMV (IPPV) o VAFO con bajo volumen, procurar utilizar SIMV (SIPPV) o VAFO con volumen óptimo. **8**

CAPITULO 8.- PROTOCOLO DE ACTUACIÓN EN COMBATE.

Como hemos mencionado anteriormente existen unos protocolos de actuación en combate que indican los siguientes pasos:

Recordar que la mejor medicina en combate es el fuego (disparar):

El ABCDE cambia a C-ABCDE los primero es controlar hemorragias, en cuanto al paciente se refiere.)

1) Contener (manejar) la escena y evaluar a las víctimas:

- Devolver el fuego y asegurar la zona (Escena)

- Ordenar a las víctimas que se dirijan a un lugar que los proteja (Protección, no sólo cubierta)

- Buscar lesiones que amenazan la vida del paciente

- Triage – Immediate, Delayed, Minimal, Expectant (no necesita traducción)

- Solicitar la asistencia de personal médico conforme sea necesario y plausible.

2) Identificar rápidamente hemorragias masivas y detenerlas:

- Presión directa e indirecta

  - Torniquete

  - Apósito Trauma para emergencia (Emergency Trauma Dressing también conocidos como "Israelíes" por ser quienes los inventaron.

3) Revisar y asegurar Vía Aérea del paciente:

- Vía Aérea abierta y desobstruida.
- Cánula Naso-Faríngea

4) Tratamiento de lesiones vitales en el torso

- Apósito oclusivo (Sello)
- Descompresión torácica por aguja
- Manejo de heridas abdominales

5) Búsqueda de hemorragias, Acceso IV, manejo de Shock

- Revisión de cabeza a pies buscando hemorragias y otras lesiones
- Vía Venosa 14 ó 18G
- Infusión de fluidos conforme sea requerido por el manejo de shock
- Prevención de hipotermia

6) Control del dolor y prevención de la infección

Como hemos mencionado en el anterior tema siempre que las condiciones lo permitan como paso previo al traslado del paciente, hay que valorar:

a. Situación de inestabilidad.
b. La seguridad de la vía aérea y la eficacia de la ventilación.
c. Los medios para el control hemodinámico.
d. La inmovilización adecuada. **9**

CAPÍTULO 9.- NORMAS DE SEGURIDAD EN EL TRANSPORTE EN HELICÓPTERO:

Todo el personal que, de una manera u otra, tenga que entrar en contacto con helicópteros, debe observar una serie de medidas básicas de seguridad en evitación de un accidente secundario.

9.1 *Normas para la zona de asentamiento del helicóptero:*

- La superficie debe estar convenientemente allanada, de forma que carezca de agujeros y montículos donde se puedan apoyar de forma deficiente el tren de aterrizaje del helicóptero, ya sea de ruedas o de patines.

- Debe carecer de cualquier tipo de obstáculo como piedras, vegetación, vehículos, etc.

- Debe estar limpia y libre de escombros, papeles, plásticos, mangueras, cables y otros objetos que puedan elevarse por acción de las corrientes de aire provocado por el helicóptero y puedan impactar contra este.

- No debe estar inclinada con un desnivel máximo admisible de 15 º.

- La mejor superficie es la de hierba, graba, asfalto u hormigón. Deben evitarse la tierra suelta y polvorienta, que al levantarse con las corrientes generadas por el helicóptero, provoca 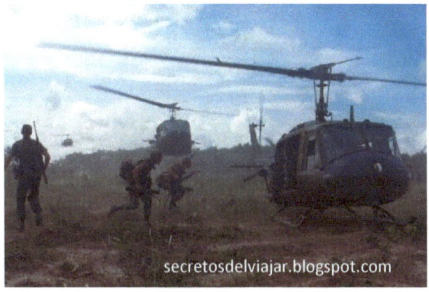 que el piloto quede cegado y el deterioro de los motores y palas. Como último recurso en el caso que solo se pueda utilizar este tipo de terreno polvoriento, puede reducirse los efectos del polvo, humedeciendo el terreno con un riego ligero con agua de toda la estar nevada la superficie, sería necesario compactar con pisadas la zona de aterrizaje para evitar el hundimiento del helicóptero en la nieve virgen y la reducción de la visibilidad como ocurría en el caso del terreno polvoriento.

- Se limitará una zona de un radio de 30 metros alrededor del punto de toma dentro de la cual sólo entrará el personal de rescate y salvamento, impidiendo el acceso a curiosos.

- Si fuera posible, en la zona próxima a la delimitada para la toma, se colocará cualquier elemento que, ondeando al viento, pueda indicar al piloto la dirección y velocidad aproximada del viento.

- Siempre se designará a una persona con la misión de contacto entre el piloto (único mando del rescate) y el personal de tierra que se situará delante del aparato, en zona visible, fuera del alcance del rotor.

9.2 *Normas en tierra cerca de un helicóptero:*

- En las zonas próximas a la aeronave no se permitirá fumar.

- Nunca permanecer en la zona donde va a aterrizar un helicóptero, mantenerse alejado al menos 50 metros del helicóptero durante el aterrizaje, y tener precaución ante el polvo y los posibles impactos de pequeños objetos lanzados por las corrientes de aire que genera el helicóptero.

- No se acercará ningún vehículo a menos de quince metros del helicóptero y siempre previa autorización de la tripulación. Evitar sobre todo maniobrar marcha atrás, o por la parte trasera del helicóptero.

9.3 *Normas en la aproximación a un helicóptero:*

El acercamiento debe hacerse por la zona delantera del helicóptero, y cerciorándose que la tripulación le tiene a la vista en todo momento.

- La aproximación debe realizarse una vez finalizadas las maniobras de aterrizaje.

- Si se aproxima con el helicóptero desembragando, al disminuir la velocidad de giro, y debido a su propio peso, las puntas se arquean hacia abajo disminuyendo la altura de la zona de seguridad.

- No correr nunca hacia el helicóptero, caminar despacio, ligeramente agachados y mirando siempre al helicóptero para observar cualquier cambio o señal por parte de la tripulación.

- Precaución con el rotor de cola. El cumplimiento de esta norma impedirá la existencia de dramáticos accidentes.

- El abordaje de la aeronave tiene que realizarse evitando llevar elementos verticales, tales como palos de sueros o similares, que puedan ser contundentemente golpeados por palas del rotor principal. Asimismo, cuando el helicóptero toma tierra en pendiente, el acercamiento o alejamiento a éste se realiza por la zona más declive.

- El equipo sanitario (camillas, mochilas, monitores) se debe llevar siempre por debajo del nivel de la cintura y nunca hacia arriba y sobre los hombros.

- Las vestimentas, sábanas isotérmicas, pequeño material y otros elementos accesorios deberán llevarse adecuadamente sujetos para impedir que sean peligrosamente lanzados por las corrientes de aire producidas por las palas en movimiento.

9.4 *Normas de seguridad a bordo:*

- El personal sanitario puede colaborar con el piloto, siempre que sus obligaciones lo permitan, ayudando a observar la presencia de otras aeronaves o vigilar los posibles objetos o personas que puedan entrar en la helisuperficie.

- La sujeción del paciente a la camilla tiene que realizarse en todo momento, tanto en el embarque y desembarque como durante el vuelo.

- El atalaje debe usarse siempre por el personal sanitario como por todos los tripulantes cuando no viaje con pacientes o cuando lo haga, la situación del mismo lo permita con el objetivo de evitar movimientos bruscos durante el vuelo, etc.

- Una vez cerradas las puertas se debe verificar que ningún objeto ha quedado fuera, como un cinturón de seguridad o una cinta de la camilla.

- El resto de equipos deben estar en su sitio y sujetos durante la aeroevacuación.

- Usar las intercomunicaciones en su justa medida; un exceso de ellas perturba el trabajo tanto de los pilotos como de los tripulantes que atienden al paciente.

- Cuando vayamos a realizar una desfibrilación, hay que indicárselo al piloto, al objeto de que fije el instrumental de vuelo.

- Una vez llegados al destino, se procede a bajar de la aeronave cuando se den las condiciones de seguridad adecuadas. No bajar hasta no recibir la indicación del piloto.

CAPITULO 10.- FASES DEL TRANSPORTE AÉREO:

10.1 *Fase de activación:*

Preparación y organización del equipo, revisión de los equipos y material.

Objetivos:

— Dar una respuesta organizada y en el menor tiempo posible.
— Manejar las patologías críticas y el soporte asistencial de las mismas.
— Registrar todas las actuaciones en la historia clínica de traslado.

Funciones del equipo:

Personal de enfermería /Médico:

— Revisión de los equipos de electromedicina (monitor-desfibrilador), respirador de transporte, bombas de infusión pulsioxímetro, laringoscopios).
— Revisión de material fungible y medicación,.
— Asistencia durante el traslado.
— Informar al equipo receptor del hospital.
— Limpieza y esterilización del material usado.

Material básico de traslado:

- Camilla articulada
- Colchón de vacío, sábanas y palo de suero
- Hoja de registro de traslado
- Ambú con válvula y mascarilla
- Botella de oxígeno y respirador
- Maletín de emergencias
- Monitor-desfibrilador
- Pulsioxímetro.

10.2 *Fase de estabilización:*

Conjunto de maniobras de soporte vital avanzado realizadas a un paciente crítico y destinado a mantener sus funciones vitales, es decir, cumplir los objetivos de:

1. Garantizar una adecuada ventilación y oxigenación.
2. Conocer las maniobras de soporte vital avanzado, en base a protocolos previamente establecidos.

Reconocimiento primario

— Nos informaremos de los antecedentes personales del enfermo, alergias y patología/diagnóstico actual.
— Últimos controles analíticos y radiográficos.
— Últimos registros de frecuencia respiratoria, frecuencia cardiaca, temperatura, tensión arterial, oxigenoterapia, glasgow, pupilas, diuresis, drenajes y vómitos.

Reconocimiento secundario

— Control de la vía aérea.
— Control del soporte ventilatorio.
— Control del soporte circulatorio.
— Control de la fluidoterapia y drogas.
— Control de la función neurológica.
— Control de la eliminación.

El medio para trasladar al paciente debe seleccionarse siempre de acuerdo con la enfermedad o lesión que sufre y asimismo con los factores que dificulten su traslado:

1. Preparación del paciente para facilitar el manejo y movilización correcta del mismo sin agravar o producir nuevas lesiones.
2. Examinar que los monitores y sueros estén en buen funcionamiento.
3. Tener libertad de acceso al vehículo.
4. Atención constante al paciente y monitores.

El paciente en la cabina asistencial:

1. Asegurar el correcto y firme anclaje de la camilla que permita un buen abordaje para cualquier actuación y en la posición necesaria para el paciente (ej. Trendelemburg).
2. Vía aérea: si está inconsciente siempre debe estar colocada la cánula de guedell, preparar el ambú y laringoscopio.
3. Tener preparado el aspirador.
4. Caudalímetro y si tiene ventilación mecánica colocarrespirador comprobando la efectividad de la ventilación mediante la auscultación de ambos campos pulmonares.
5. Controlar parámetros: frecuencia respiratoria, tiempo de inspiración, tiempo de espiración, volumen tidal y minuto, presión de vías aéreas y PEEP si la necesitara.
6. En caso de drenaje torácico comprobar la permeabilidad del sistema.
7. Colocar pulsioxímetro para controlar la saturación de oxígeno.
8. Circulación:conectar los cables del monitor-desfibrilador al paciente; en caso de marcapasos transcutáneo, vigilar posibles frecuencia cardiaca, ritmo y tensión arterial.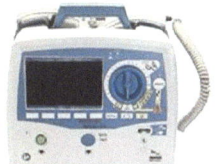
9. Neurológica: valorar nivel de consciencia, tamaño y reacción pupilar, apertura de ojos, respuesta motora y respuesta verbal.
10. Fluidoterapia, drogas y material de eliminación: conectar bombas de infusión, tener la medicación necesaria a mano, fijar las sondas nasogástricas y vesicales y colocar las bolsas colectoras en sus soportes. **10**

10.3 *Fase de traslado:*

Las condiciones del enfermo no deben disminuir por el hecho de trasladarlo y las actividades durante el mismo deben contribuir a ello.

Objetivos:

— Asegurar la continuidad de los cuidados realizados en la estabilización del enfermo.
— Continuar la terapéutica.
— Identificar nuevos problemas y tratarlos.
— Registrar los controles e incidencias. El paciente debe ser controlado sistemáticamente con una frecuencia aproximada de 10 minutos, anotándolo en la hoja de registro:
  - Control de la presión de la bombona de oxígeno.
  - Control de la ventilación: auscultación pulmonar, control del flujo de oxígeno, del respirador, de la saturación de oxígeno, coloración de piel y mucosas, si tiene drenaje pleural comprobar la aspiración ejercida sobre la columna de agua.
  - Control cardiocirculatorio: frecuencia y ritmo cardiaco en monitor, complejo QRS audible en la derivación II, ya que la onda P es más visible, tensión arterial.
  - Control de la función neurológica.
  - Control de la fluidoterapia, medicación y eliminación.
— Valoración psicológica del paciente: presencia de cambios fisiológicos, cambios emocionales y cambios cognoscitivos. Es necesario crear un ambiente seguro para el paciente.

Anotar y registrar los controles obtenidos, medicación administrada, maniobras de estabilización, complicaciones durante el traslado y todas aquellas observaciones e incidencias dignas de reseñar.

10.4 *Fase de transferencia:*

Supone la conexión entre la asistencia prehospitalaria y hospitalaria, debiéndose garantizar un relevo sin interrupciones.

- Realización de un último control del paciente.
- Preparación de material: ambú, equipo de fluidoterapia, equipos de monitorización y ventilación, regular el oxígeno de una bombona portátil, recoger hoja de registro y documentación del paciente.
- Informar verbalmente al médico y enfermero receptor, entregar copia de la hoja de registro y documentación del paciente.

10.5 *Fase de reactivación:*

Una vez completado el traslado se procede a la reposición y limpieza de material, limpieza del vehículo y en definitiva a la preparación para una nueva activación. **11**

CAPITULO 11. – PLAN DE INSTRUCCIÓN PARA TRIPULANTES ENFERMEROS.

11.1 *Generalidades:*

El enfermero de vuelo debe reunir una serie de conocimientos teóricos que irán desde el área técnica de su especialidad como el área aeronáutica, ya que deben integrarse en una tripulación para realizar sus cometidos. Por lo tanto el aspecto fundamental a tener en cuenta en este tema es la adaptación de un enfermero de vuelo, sin experiencia en vuelo, al medio aéreo. Para ello vamos a desarrollar el plan de instrucción de éste personal.

En primer lugar se tomará como primera medida que dicho personal sea incluido periódicamente en vuelo de instrucción no específicos de su plan de instrucción con objeto de acelerar en lo posible su adaptación al vuelo.

A continuación se impartirán las conferencias teóricas necesarias para asegurar su integración y familiarización con el medio aéreo, desarrolladas en el Plan de Instrucción.

11.2 *Plan de Instrucción Teórica en Tierra.-*

1. Objetivos:
   Adquirir los conocimientos teóricos necesario para que el personal enfermero se integre en las tripulaciones de vuelo de las que formará parte, con un conocimientos adecuado de sus cometidos como tripulantes, y del manejo de los equipos sanitarios a bordo de las aeronaves.

2. Duración:
   Será normalmente de un mes, aunque dependiente de la falta de experiencia previa del enfermero que realiza el Plan de instrucción y de las condiciones meteorológicas, éste se podrá prolongar en tanto en cuanto sea necesario.

3. Programa:
   a. Generalidades de las aeronaves. Entradas y salidas. Procedimientos de embarque y desembarque. Señales. Emergencias. Equipos de interfono y comunicaciones.

b. Equipo personal. Equipo de supervivencia individual y colectivo. Descripción y utilización.
   c. Seguridad en vuelo. Seguridad en tierra.
   d. Reglamentación aeronáutica, Reglamentación SAR. Organización del SAR nacional. Acuerdos internacionales.
   e. Equipo sanitario a bordo. Camillas y material específico.
   f. Procedimientos de búsqueda. Métodos de observación sobre agua y sobre tierra.
   g. Procedimientos de rescate. Métodos de izado. Materiales de izado. Señales del rescatador/Buceador. Colaboración en cabina.
4. Evaluación:
   Terminado el ciclo de conferencias se efectuará una evaluación, pasada la cual el enfermero iniciará los períodos de vuelo correspondientes.
   En caso de pérdida de aptitud deberá repetirse el ciclo teórico como condición previa para su recuperación.

11.3 *Plan de Instrucción Práctica en Vuelo.-*

1. Objetivos:
   La adaptación a un medio como es el aéreo obliga a los enfemeros a instruirse en vuelo, tanto para adiestrarse en el empleo de los medios sanitarios de a bordo como para constituirse en elemento eficaz de las tripulaciones aéreas.

2. Duración:
   La duración de prácticas en vuelo será de dos meses.

3. Programa:
   Se procurará que los enfermeros incluidos en Planes de Instrucción realicen durante este período las siguientes prácticas. Además participarán en vuelos de los planes de instrucción de otros tripulantes cuando para ello se requieran tripulaciones completas.

Ejercicios	Períodos	T. de vuelo
Izado de figurativos en tierra	4	05:00
Izado de figurativos sobre agua	4	05:00
Búsquedas sobre agua	4	05:00
Búsquedas sobre tierra	4	05:00
TOTAL	16	20:00

El objetivo particular de las misiones de izado de figurativos; que el DUE conozca el manejo de los mandos y las señales y avisos a los pilotos en la maniobra de grúa, de forma que estén capacitados para colaborar con el mecánico/operador de grúa.

El objetivo particular de las misiones de prácticas sobre agua y tierra; que el DUE practique las técnicas individuales de observación y conozca los cometidos como tripulante en rescates y evaluaciones.

4. Evaluaciones:

Al final del PI, el jefe de la unidad evaluará si se ha alcanzado el nivel mínimo para conceder la calificación CR y, por consiguiente, integrarse como tripulante para la realización de misiones y destacamentos.

Para mantener la calificación CR, los DUE deberán repetir las prácticas en vuelo al menos cada seis meses.

En caso de pérdida y recuperación de aptitud, el plazo de realización será de un mes. **12**

11.4 *Instrucción en el uso de gafas de visión nocturna. (GVN)*

Como complemento y fuera de la instrucción recibida como tripulante aéreo, se hace necesario recibir instrucción en el uso y manejo de las gafas de visión nocturna para realizar los cometidos propios en el seno de una misión medevac en condiciones de nula o escasa visibilidad.

En su día, las tripulaciones Helisaf de ISAF, en Afganistán, usaron las GVN ANVIS-9.

CAPITULO 12. - BIBLIOGRAFÍA:

1. New York chapter history of Military Medicine Award: U.S. Army Medical helicopters in the Korean. Robert S. Driscoll.
2. Preparación del paciente para evacuaciones aéreas. I. Pérez Hidalgo, publicado en Emergencias, Vol. 9, Enero-Febrero 1997.
3. Manual del Médico de Vuelo. Ejército del Aire. C.I.M.A. Capítulo 2.
4. The effects of Accent and descent on gas collections within the body. Dr. Dougal Watson.
5. Helitransporte sanitario. Fisiopatología del transporte sanitario. Medynet.com. http://www.medynet.com/usuarios/jraguilar/joserra.html
6. Preparación del paciente para Evacuaciones Aéreas. I. Pérez Hidalgo. "3emergencias" (Revisión).
http://www.semes.org/revista/vol09_1/35-43.pdf
7. Tipos de Helicópteros. Vademécum REMER de la Dirección General de Protección Civil.
8. Preparación del paciente para Evacuaciones Aéreas. I. Pérez Hidalgo. "3emergencias" (Revisión).
http://www.semes.org/revista/vol09_1/35-43.pdf.
9. Special operations combat medics advanced tactical practitioner protocols.
10. El transporte del paciente crítico adulto. A. Lacámara Sánchez. "Emergencias y Catástrofes". Vol. 1 Núm. 3, 2000.
11. Transporte de pacientes en Estado Crítico. Principios de Urgencias, Emergencias y Cuidados Críticos.
http://tratado.uninet.edu/c1201i.html
12. Plan de instrucción para tripulantes Enfermeros.

AUTORES DEL MANUAL:

Juan Carlos Sánchez García.

Antonio García Noguera.

Mª Montserrat Fernández Alonso

    Raquel Rodríguez Blanque

www.ingramcontent.com/pod-product-compliance
Lightning Source LLC
Chambersburg PA
CBHW041058180526
45172CB00001B/18